괴물의 등장

코로나19, 조류독감, 자본주의의 전염병

THE MONSTER ENTERS

The Monster Enters is an expanded and updated version of The Monster at Our Door, which was originally published in hardcover by The New Press in 2005.

괴물의 등장

코로나19, 조류독감, 자본주의의 전염병

마이크 데이비스 지음 | 우석균·김주연 옮김

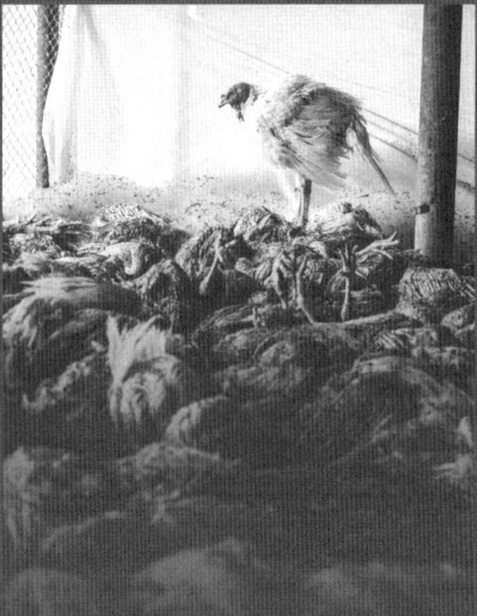

The Monster Enters
Avian Flu, Covid-19, and the Plagues of Capitalism

한울 아카데미

그 성은 마침내 무너지리니,
회칠한 것이 다 어찌 되었느냐는 비난을 면하지 못하리라.

에제키엘서 제13장 3, 10-12절

나의 빛, 로신에게 바친다

차 례

들어가며
괴물이 들어온다

2020년 4월 첫째 주, 일종의 태풍이 몰아치는 가운데 수많은 셰프 보야디 스파게티 통조림과 몇 파인트의 기네스 맥주, 그리고 몇 권의 바이러스학 서적을 쌓아둔 창고에서 이 글을 쓴다. 몇 주 전에 온라인으로 『우리 집 앞의 괴물(The Monster at Our Door)』을 주문했다. 가지고 있던 책은 오래전에 모두 나누어 주었기 때문이다. 무의식적으로, 아마도 그 책을 쓰면서 느꼈던 불안감을 없애기 위해 책장에서 책을 치우고 싶었던 것 같다. 전 지구적 팬데믹의 위협 — 조류독감이 될 가능성이 높다 — 은 나의 어머니가 수십 년이 지난 지금까지도 애석해하시는, 1918년에 스페인 독감으로 돌아가신 외삼촌의 유령과 함께 나의 켈트족 특유의 우울한 정서를 구성하고 있다.

그런데 오늘 우리는 박쥐에서 탈출해 세계 대도시 중 한 곳에 나타난 정체불명의 바이러스 덕분에 다니엘 디포(Daniel Defoe)의 『페스트의 해(Journal of the Plague Year)』에 등장하는 런던의 가난한 주민들처럼 집에 갇혀 불안에 떨고 있다. 코로나19를 유발하는 코로나바이러스인 SARS-CoV-2의 출현은 전혀 놀라운 일이 아니었다. 이 바이러스의 자매인 사스 바이러스

(SARS-CoV)는 이미 2003년에 세계를 공포에 떨게 했고, 또 다른 치명적인 변종인 메르스는 2012년에 사우디아라비아에서 출현하여 거의 1,000명의 사망자를 냈기 때문이다. 그렇지만 코로나 바이러스는 다수 과학자들의 의견에 따르면 신종 바이러스의 후보군에서 바닥권에 속하는 팀으로, H5N1(조류독감), 에볼라와 같은 강적들뿐만 아니라, 심지어 지카 바이러스에도 가려져 있었다.

현재 함께 작업 중인 출판사에 따르면. 지금의 팬데믹이 내가 예전에 쓴 독감『괴물(Monster)』에 새로운 시의성을 부여했으며, 그 내용 대부분은 이 책에 다시 수록되었다. 하지만 조류독감의 발생과 세계적인 확산이 '임박'했음을 강조하지 않을 수 없다. 원조 독감 괴물인 H5N1에게 이제 더 치명적인 조류독감 형제인 H7N9와 H9N2가 생겼으며, 세계보건기구(WHO)는 독감 바이러스가 "수생조류(水生鳥類)라는 광대한 저장고"에 잠복해 있으며, "박멸이 불가능하다"고 경고하고 있다.[1]

또한, 롭 월러스(Rob Wallace)가 그의 뛰어난 저서에서 밝힌 것처럼 패스트푸드점을 위한 가금류의 공장식 사육은 새로운 독감 변종의 악명 높은 배양 기지이자 확산 경로가 되었다.[2] 독감 팬데믹이 불가피하다는 점을 고려할 때, 수익 면에서 최하위권을 차지하고 있는 독감 관련 의약품에 대한 제약업계의 무관심에도 불구하고, 모든 A형 인플루엔자 아형에 대해 다년간 면역력을 제공하는 범용 독감 백신의 개발이 최우선적으로 이루어져야 한다.[3]

한편 코로나19 바이러스(SARS-CoV-2)는 인플루엔자와 닮은 특성을 가지고 있어 세계로 퍼져나가고 있다. 그 특성은 높은 감염률과, 무증상 감염자 — 달리 말하면 쉽게 알아볼 수 있는 증상 없이 감염을 전파하는 사람들 — 의 비율이 높다는 것이다. 또한 이 바이러스는 인플루엔자와 같은 방식으로 바이러스성 폐렴 혹은 세균성 폐렴을 일으켜 사망에 이르게 한다. 이런 유사성 때문에 조류독감 대유행의 역학 및 지리적 특성을 규명해 온 지난 한 세대의 연구가 현재 코로나19와의 전쟁에서 귀중한 자원이 되고 있다. 그러나 현재의 바이러스와 그것이 속한 속(屬, genus)인 코로나바이러스속(*Coronaviridiae*)은 인플루엔자 및 다른 모든 RNA 바이러스와 근본적으로 다른 점이 있다. 이제 코로나19 바이러스(SARS-CoV-2)에 대해 자세히 살펴보자.

코로나바이러스: 치명적인 일식(日蝕)

감염성 질환의 90%를 일으키는 것으로 알려진 바이러스는 기본적으로 기생성 유전자로, 침입한 세포의 유전자 복제 기계를 탈취하여 무수히 많은 자기 복제본을 만들어낸다. DNA를 기반으로 하는 소수의 바이러스들은 정확한 복제를 보장하는 교정 장치가 내장되어 있지만, 인플루엔자나 코로나바이러스와 같이 RNA로 유전정보가 전달되는 바이러스에는 이런 장치가 없다. 그 결과, 일부 종은 초고속으로 작동하는 기괴한 복사기처럼 오류가 가득한 사본을 끊임없이 쏟아낸다. ≪뉴잉글랜드 의학 저널(The New England Journal of Medicine)≫의 최근 논문에 따르면, "인간 종의 게놈이 1% 진화하는 데 800만 년이 걸렸다. 반면에 많은 동물 RNA 바이러스는 단 며칠 만에 1% 이상 진화할 수 있다".[4] 이런 바이러스는 부정확한 게놈 복사본을 많이 생산함으로써, 과거 감염에서 생성되었거나 백신 접종으로 생성된 항체에 적어도 부분적으로 저항하는 사본을 만들어내기 때문에 인간 면역 체계에 저항하는 데 큰 이점을 가지고 있다.

박테리아보다 작은 입자로 도자기 필터조차 쉽게 통과하는 바이러스는 수십 년 동안 초기 현대 미생물학의 가장 큰 수수께끼였다. 바이러스는 전자현미경이 발명된 직후인 1930년대 후반에 처음으로 그 모습이 촬영되었다.

과학자들은 미생물의 다양한 구조와 형태에 놀라움을 금치 못했다. 예를 들어, 감기와 겨울철 독감을 일으키는 인플루엔자 B나 C보다 더 거칠고 위험한 바이러스 속인 인플루엔자 A는 마치 해군 기뢰(가시가 박힌 구형)처럼 생겼다. 박테리아를 감염시키는 바이러스는 작은 화성 착륙선처럼 생겼고 에볼라는 지렁이처럼 생겼다. 1937년에 발견된 코로나바이러스는 작은 일식(日蝕)처럼 생겼다. 현미경 사진에서 튀어나온 '꽃잎'(바이러스가 세포 표면에 달라붙을 수 있게 하는 S 단백질)은 개기일식의 태양 코로나 모습을 확실히 보여준다. 따라서 그것이 바이러스 과(科, family)의 이름이 되었다.[5]

코로나바이러스는 몇 가지 측면에서 특이하다. 우선, 단백질 캡슐 안에 외가닥의 나선으로 이루어진 게놈은 자연계에 존재하는 가장 큰 RNA 분자이다. '뉴클레오타이드(nucleotide)'는 DNA와 RNA 게놈의 기본 단위이다. 인플루엔자 A 바이러스는 14,000개의 뉴클레오타이드가 8개로 분리된 세그먼트에 포장되어 있으며, 10~14개의 단백질에 대한 유전정보를 담고 있다. 반면에 코로나바이러스는 30,000개의 뉴클레오타이드를 가지고 있다. 인플루엔자 A와 마찬가지로 코로나바이러스도 주로 두 가지의 방식을 통해서 진화한다. 작은 돌연변이가 축적되어 결국 새로운 균주 또는 아형이 생겨나는 방식이 있는데, 이 과정을 항원 소변이(Antigenic Drift)라고 한다.[6]

이것보다 훨씬 더 극적인 것이 — 비유하자면 혁명과 개혁의 관계에서 소변이는 개혁에 해당하고, 혁명에 해당하는 것이 — 항원 대변이(Antigenic Shift)이다. 동물이나 사람의 세포가 예를 들어서 야생 조류에서 유래한 인플루엔자 바이러스와 인간에게 감염되는 인플루엔자 바이러스에 동시에 감염되는 경우, 복제 과정에서 게놈 카드가 뒤섞일 수 있다. 야생 독감의 치명적인 부분이 인간 세포에 침투할 열쇠를 가지고 이미 사람 간에 감염되는 독감의 유전체와 합쳐질 수 있다. 이 책의 나머지 내용을 이해하는 데 도움이 되는 이 [유전자] 재배열(reassortment)*에서 자주 거래되는 분자는 바이러스가 숙주 세포를 여는 데 사용하는 고유한 열쇠인 종 특이적 헤마글루티닌(HA, hemagglutinins)과, 새로운 바이러스가 감염된 세포막을 뚫고 탈출해서 더 확산되도록 하는 탈출 전문가인 뉴라미니데이스(NA, neuraminidase)이다. 이 두 분자에 따라서 인플루엔자 아형의 공식인 HxNy가 정해진다. 『괴물』의 초판본에서도 부탁했듯이, "이 점을 꼭 기억하기 바란다. 뒷부분에서 H3N2, H9N1, H5N1 등의 이름을 가진 일련의 나쁜 바이러스들을 만날 때 혼란을 피할 수 있다". 바이러스 학자들은 1890, 1918, 1957, 1968, 2009년에 발생한 독감 대유행의 원인이 독성과 감염력을 결합한, 게놈이 재배열된 유형이라고 추측하고 있다. 한편 인류의 절반 이상을 감염시켰던 '스페인 독감'은 사망률이 2%로, 0.02%인 다른 아형보다 사망률이 100배나 더 높았다.

코로나바이러스의 두 번째 특이한 특징은 오르토믹소바이러스(orthomyxovirus)인 인플루엔자 A보다 훨씬 더 능숙한 형태 전환자라는 점이다. 코로나바이러스는 게놈이 분절을 형성하지 않는 외가닥 유전체이기 때문에, 인플루엔자처럼 다른 바이러스와 분절별로 재포장하는 식으로 유전자 카드를 뒤섞을 수 없다. 하지만 이보다 더 놀라운 방법이 있으니, 그것은 재조합(recombination), 즉 "서로 다른 종의 유전자의 서로 다른 부분에서 (동일한 단백질을 코딩하는) 유전자를 접합(splicing)하는 것"이다.[7] 표준 바이러스학 교과서를 인용하자면 다음과 같다.

> 코로나바이러스 RNA 게놈은 매우 높은 재조합 빈도를 보이는데, 코로나바이러스 게놈 전체의 25%에 달하는 높은 비율이 재조합되기도 한다. 대부분의 다른

* 이 책에서는 reassortment와 recombination은 각각 [유전자] 재배열과 재조합으로 번역했다. 문맥상 별 다른 뜻이 없는 경우 독서의 편의를 위해 재조합으로 번역한 곳도 있다.

RNA 바이러스의 경우 비분절 게놈의 재조합률은 매우 낮거나 거의 감지할 수 없는 수준이라는 점에서 주목할 만한 현상이다. 코로나바이러스에서 나타나는 높은 빈도의 재조합 능력과 (모든 RNA 바이러스의 특성인) 높은 돌연변이율은 다른 RNA 바이러스보다 새로운 숙주와 생태적 틈새에 더 쉽게 적응할 수 있게 해준다. 재조합은 서로 다른 코로나바이러스 균주 사이에서도 발생할 수 있으며 이는 새로운 틈새에 적응할 더 큰 기회를 제공한다.[8]

2002~2003년 사스(4장의 주제)가 등장하기 전까지만 해도 코로나바이러스는 주로 수의학의 관심 대상이었다. 인간의 경우 감기의 10~20%를 유발하는 것으로 알려진 두 가지 변종이 있었지만[사람 감기는 리노바이러스(rhinovirus)가 주범이다], 대부분의 연구는 돼지, 소, 칠면조 등의 가축, 특히 그 새끼들에게서 나타나는 치명적인 집단발병에 초점을 맞추고 있었다.[9] 1971년 중국에서 처음 발견된 돼지유행성설사바이러스(Porcine Epidemic Diarrhea Virus, PEDV)로 수백만 마리의 새끼 돼지가 죽었고, 이 바이러스는 양돈 산업의 영구적인 위험 요인으로 자리 잡았다. 1990년대에는 또 다른 코로나바이러스인 소 코로나바이러스(Bovine CoV)가 원인불명의 병으로 인식되었던 '수송열(Shipping Fever)*'을 비롯한 여러 치명적인 가축 질병의 원인인 것으로 밝혀졌다. 감금으로 인한 극심한 스트레스로 동물의 면역 체계를 망가뜨리는 거대한 사육장과 공장식 돼지 사육은 의심할 여지없이 새로운 코로나바이러스 유형의 출현과 종간 전파 능력을 강화시켰다.[10]

1997년에 사스(SARS)가 홍콩에서 처음 발생했을 때, 조류독감의 재유행

* 소를 차에 태워 운반하는 등 다른 곳에서 운반하게 되면 수송열(Shipping Fever)이라는 질병이 종종 발생하는데, 수송과 같은 스트레스 후에 발생하는 호흡기 질환으로 이해되었었다.

과 동시에 발생해서 처음에는 혼란스러웠다. 아무도 코로나바이러스에 의한 것이라고 의심하지 않았고, 이 때문에 주요 연구소들로부터 잘못된 정보가 쏟아져 나왔다. 결국 홍콩 대학교의 연구팀이 신종 병원체를 분리하고 배양한 결과, 병원체는 이전에 알려지지 않았던 새로운 코로나바이러스인 사스 바이러스(SARS-CoV)로 밝혀졌다. (불명예스럽게도 미국 질병통제센터[CDC]는 이 발견에 대한 공적을 주장하려 했지만 국제사회 연구자들의 인정을 받지 못했다.)[11]

동물 코로나바이러스나 스페인 독감과는 달리, 사스는 일반적으로 어린 사람은 잘 걸리지 않았던 반면에 감염된 고령 환자의 절반을 사망에 이르게 했다. 잠복기는 4일에서 2주까지 다양했지만, 증상이 있을 때에만 감염성이 있었다. 이런 이유로 철저한 검사, 접촉자 추적 및 확진자의 격리 정책을 채택한 후에는 유행이 억제되었다. 인간 면역결핍 바이러스(HIV, 에이즈를 일으키는 바이러스, 레트로바이러스의 일종)로 수십만 명의 아프리카인이 죽어가고 있는 가운데, 사스는 성적 취향이나 주사기 사용 여부와 무관하게 모든 사람을 위협하는 새로운 바이러스 팬데믹이 다가오고 있다는 경종을 울렸다. 에스테어 반 와그너(Estair Van Wagner)는 사스와 글로벌 네트워크와 세계의 여러 도시에 관한 수필집에서 다음과 같이 썼다:

> 사스는 국제적인 엘리트들의 교류를 용이하게 하는 호텔, 콘도미니엄, 오피스 빌딩, 컨벤션 센터 등의 공용 시설들이 더는 질병으로부터 안전하다고 보장할 수 없게 만들었다. 조류 인플루엔자 유행 가능성에 직면하여 … 우리의 행정과 보건 인프라가 감염병을 통제할 지식이나 대응 능력을 보유하고 있다는 가정은 이제 성립하지 않으며 이는 위험할 정도로 오만해 보인다.[12]

2004~2005년에 조류독감 사례가 증가하여 H5N1이 다시 대두되었고, 미

백악관 국토안보위원회(House Homeland Security Council)는 서둘러 인플루엔자 팬데믹에 대비한 국가 전략을 발표했고, 이에 맞추어 미국 보건복지부(Health and Human Service, HHS)는 그 이행에 관한 지침서를 발표했다. 다른 보고서들과 그 개정본들(가장 최근의 개정본이 2017년이다)은 병원체의 추출, 검사, 백신 개발, 필수 인프라 보호 등을 위해 긴급하게 투자해야 할 부문들을 추가로 명시했다.[13] 마찬가지로 2005년에 세계보건기구는 긴급위원회(Emergency Committee)를 구성하여 회원국 정부들을 위한 최신 지침을 내놓고 감염병 유행 시에 각국이 준수해야 할 의무 사항을 정의했다. 사스는 팬데믹에 부합하는 유행을 일으켰지만 독감과는 달리 무증상 감염자나 증상 발현 전의 환자에 의한 치명적인 전파력이 없다는 이유로 등급이 조정되었다. 한편, 에볼라바이러스(4개의 종이 인간에게 에볼라를 일으킨다)는 또 다른 생물학적 대재앙을 초래했다. 에볼라바이러스는 빠르게 전파되며 유행 초기에는 일부 지역에서 치사율이 90%에 달했다. 팬데믹 연구자들은 곧 아프리카 이외의 지역으로 확산되는 것을 상정하여 시나리오를 짜기 시작했다.

그러던 중 2012년에 투탕카멘의 저주가 사우디아라비아를 강타했다. 이는 이집트무덤박쥐(Egyptian tomb bat)에 서식하는 코로나바이러스에 의해 발생하며, 감염된 단봉낙타와 아마도 염소를 통해 인간에게 감염되는 사스와 유사한 질병이었다. 중동호흡기증후군(MERS, 메르스)이라 이름 지어진 이 질병은 한국인 여행객이 감염된 후 한국에서 소규모 유행을 일으킨 바 있다.[14] 2017년까지 약 2,000건의 사례가 보고되었고, 사망률(36%)은 에볼라 수준과 비슷했다. 그러나 대부분의 환자는 감염된 동물과의 접촉력이 있었고, 사람 간 감염이 발생한 소수의 사례에서는 이미 증상을 보이는 사람과의 밀접한 접촉이 있었다. 이는 메르스가 사람 간 감염에 완전히 적응하지 못했음을 의미한다고 과학자들은 말한다. 반면에 과학자들은 메르스가 종의 경계를 쉽게 넘나드는 예상치 못한 재능에 놀라움을 금치 못했다.[15]

텍사스의 한 과학자 그룹이 메르스 백신에 대한 연구를 빠르게 진행했지만 별다른 관심을 불러일으키지 못했다. 앞서 이들은 사스 백신을 성공적으로 개발했지만 테스트와 제조를 후원해 줄 기업이나 정부를 찾지 못했다. 수석 연구자인 베일러대학교(Baylor University) 국립 열대의학 대학원(National School of Tropical Medicine) 학장 피터 호테즈(Peter Hotez) 박사는 지난 3월 초 하원 과학위원회(House Committee on Science)에서, 수년 동안 냉동고에 보관되어 있던 이 백신이 코로나19 발병 첫 달에 대량으로 공급되어 현장에서 테스트 되었다면 코로나19에 대한 교차 보호 효과를 얻을 수 있었을 것으로 생각한다고 말했다. "백신 개발의 생태계에는 문제가 있으며, 우리는 이 문제를 해결해야 한다."[16]

그래도 메르스는 박쥐 코로나바이러스에 대한 연구를 성공시키는 데 기여했다. 2003년 사스 연구자들은 고양이와 닮은 작은 육식동물인 사향고양이(civet)가 이 질병의 직접적인 매개체라는 사실을 빠르게 파악했는데, 공교롭게도 민간요법을 믿는 자들은 이 동물이 독감 치료에 효과가 있다고 믿고 있었다. 이어서 2005년에는 사스 바이러스(SARS-CoV)에 감염된 박쥐를 발견하였고, 박쥐로부터 중간 숙주인 사향고양이에게로 바이러스가 전파된다는 사실을 깨달았다. 점차 박쥐가 코로나바이러스 전체 혹은 대부분의 자연 숙주라는 가설하에 새로운 연구들이 진행되었다. 2012년 이후에는 연구를 통해서 여러 박쥐 종에서 발견되는 코로나바이러스가 놀라운 유전적 다양성을 보인다는 사실이 밝혀졌다. 최근 우한의 한 연구팀에서 이런 연구들에 대해서 다음과 같은 결론을 내렸다:

> 이 챕터를 집필하는 시점에 박쥐 코로나바이러스에 관한 55편의 논문을 검토했는데, 현재 102종 이상의 박쥐가 코로나바이러스를 가지고 있는 것으로 밝혀졌다. 현재 여덟 개의 박쥐 코로나바이러스 종이 동정되었는데, 아직 미분류 상태인

박쥐 코로나바이러스(또는 변종)는 100가지 이상이다. 세계에는 1,200여 종의 박쥐가 있으니, 수많은 박쥐 코로나바이러스가 발견되기를 기다리고 있을 가능성이 크다.[17]

다른 연구에 따르면 인간에게 감염되어 질병을 일으킬 수 있는 여러 종류의 박쥐 바이러스가 돼지 사이에도 돌면서 반복적인 유행을 일으켜 왔다고 한다. 이렇게 예상보다 큰 코로나바이러스 저장고의 규모를 고려할 때, 코로나19 바이러스(SARS-CoV-2)가 박쥐에서 천산갑, 인간으로 (생태적인) 멀리 뛰기를 하는 것은 놀라운 일이 아니다. 박쥐를 연구하는 바이러스 학자들에게도 놀라운 일이 아니었을 것이다. 하지만 인플루엔자나 에볼라의 세계적인 유행을 예상하고 해당 질병의 항바이러스제와 백신 개발에 집중해 온 감염병학자와 공중보건 관료들에게 코로나19의 출현은 충격적인 일이었다. 두 명의 국제 전문가는 다음과 같이 기록했다. "코로나19의 출현과 빠른 확산은 감염병 유행의 최악의 조합이었다." "종의 경계를 뛰어넘는 특이한 능력을 가지고, 상대적으로 중증의 호흡기 감염을 일으키는 바이러스가 연중 가장 큰 여행 기간인 중국 춘절 직전에 주요 인구 밀집 지역이자 교통 허브에서 출현한 것이다."[18]

SARS-CoV-2가 진화하고 나서도 초기에는 드러나지 않게 사람 사이에 감염이 이루어졌을 것이고, 어느 정도의 시간이 지나서야 우한에서 첫 폐렴 집단발병 사례가 발생했을 것이다.[19] 이것이 소변이 또는 대변이(drift or shift)의 산물인지, 아니면 두 가지 과정이 복잡하게 결합된 것인지는 아직 밝혀지지 않았다.[20] 조류독감이나 사스와 마찬가지로 이 폐렴은 살아있는 동물을 거래하는 중국의 '재래시장(wet market)'에서 발생했으며,* 아마도 가끔 식

* wet market은 농수산시장 혹은 재래시장으로 번역된다. 아시아 지역에서 직물이나

용으로 소비되는 천산갑(비늘로 뒤덮인, 개미를 주식으로 하는 동물)을 파는 노점에서 발생한 것으로 추정된다. (비록 지금은 거래가 금지되었지만, 사스 이후 중국이 식품 시장에서 박쥐를 포함한 야생 동물의 판매를 금지하는데 실패한 것은 당혹스럽고 재앙적인 일이다.)[21] 중간숙주가 천산갑이든, 또는 다른 동물이었든 간에 그 동물은 박쥐에 의해 감염되었으며, SARS CoV-2는 사스를 일으킨 바이러스와 공동의 박쥐 바이러스 조상으로부터 진화되어 나온 것으로 보인다. 실제로 호주의 연구자들은 SARS-CoV-2 게놈의 96%를 말발굽박쥐에서 발견된 바이러스와 공유하고 있다고 보고했다. 이것이 두 바이러스가 기원한 바이러스일 수도 있다.

코로나19는 사스 및 메르스와 매우 유사한 특성이 몇 가지 있다. 첫째, 발병 초기에 발열, 마른기침, 근육통 등 증상이 거의 동일하다. 세 질병 모두 고령자와 면역 저하자에게 폐렴과 패혈증을 일으키는 사망률이 높은 질병이다. 각각의 경우 바이러스는 대변으로도 배출되며, 소장 내벽에는 호흡기 점막과 유사한 수용체가 있어서 분변-경구 감염(fecal-oral infection)이 가능하다. 이 세 질병의 생존자에게 어느 정도의 면역력이 형성되는지는 아직 알려지지 않았지만, 코로나바이러스 감기의 경우로 미루어 추정하면 면역 유지 기간이 1년 정도로 짧을 것이다. 따라서 코로나19는 토착화되어 남을 가능성이 크다.

하지만 이 신종 바이러스는 적어도 세 가지 측면에서 사스나 메르스와는 확연히 다르다. 첫째, 가장 중요한 점은 독감처럼 눈에 띄는 증상 없이도 감염될 수 있다는 점이다. (다시 말하지만, 사스와 메르스는 모두 확연하게 아픈 사

전자제품과 같은 내구재를 판매하는 "dry market"과 대비해서 고기, 생선, 농산물 등 신선식품을 판매하는 시장이다. 어떤 경우에는 살아 있는 동물을 거래하는 시장으로, 소비자가 구매한 이후에 구매한 동물을 도살해서 파는 상인이 있는 시장을 가리키기도 한다.

람이나 동물에 의해 감염되었다.) 둘째, 심장 조직을 감염시키는 것으로 보이는데, ≪카이저 헬스 뉴스(Kaiser Health News)≫가 보도한 의사들의 경험에 따르면, 입원환자 5명 중 1명에서 관상동맥 손상이 발견된다고 한다. 이는 현재 심장마비로 직접 사망하는 소수의 환자들을 제외하고, 팬데믹 이후에 수천 명의 생존자들이 영구적인 심장질환을 가지게 될 수 있다는 것을 의미한다.[22] 셋째, 최근 연구자들이 발견한 바와 같이, 이 바이러스가 매우 견고하다는 점이다.

> SARS-CoV-2는 코로나바이러스 중에서도 가장 단단한 외피를 가진 매우 특이한 바이러스이다. 이는 타액이나 기타 체액 및 체외에서 매우 잘 견딜 수 있을 것으로 예상된다는 의미이다. 감염된 신체는 더 많은 수의 바이러스 입자를 배출할 가능성이 높은데, 바이러스가 체액의 항미생물 효소에 더 잘 견디기 때문이다. 또한 이런 입자는 더 오래 활동성으로 남을 가능성이 높다. 이런 요인들로 SARS-CoV-2의 감염성은 더 강할 것이고, 이는 확산 방지 노력에 여러 가지 시사점을 준다.[23]

사스나 메르스만큼 치명적이지는 않지만, 현재 추정되는 코로나19의 사망률은 2%로 스페인 독감과 비슷하며, 항바이러스제 및 백신 개발이 신속하게 이루어지지 않는 한 스페인 독감처럼 인류의 대다수를 감염시킬 수 있는 능력을 가지고 있을 것으로 예상된다. 향후 혈액 검사를 토대로 한 코로나19 항체 유병률 결과가 나와서 현재 추산되는 것보다 훨씬 더 많은 수의 양성 사례가 발견되어 사망률이 크게 감소하더라도, 지구 인구는 1918년보다 4배나 많아졌으므로 희생자의 수는 여전히 수백만 명 대에 이를 것이다.

워싱턴의 공백을 향해 외치다

"정말 그 정도로 심각한가요" 미란다가 말했다.

"그 무엇보다도 심각합니다" 아담이 말했다 "모든 극장과 거의 모든 상점과 레스토랑이 문을 닫았고, 길거리는 낮에는 온종일 장례식으로 붐볐고, 밤에는 구급차로 붐볐습니다."[24]

창백한 말, 창백한 기수(Pale Horse, Pale Rider)

대유행으로부터 20년 후에 쓰인 이 유명한 단편 소설에서 캐서린 앤 포터(Katherine Ann Porter)는 1918-1919년 스페인 독감 대유행 당시 자신이 죽을 뻔했던 경험을 기록했다. 그녀는 환자들로 넘치는 덴버(Denver)의 한 병원 복도에서 고열과 환각에 시달리며 9일을 보냈다. 프랑스 파견 명령을 기다리던 젊은 중위였던 그녀의 연인은 다른 곳에 누워 죽어가고 있었다. 미란다, 즉, 앤은 철제 들것에 누워 떨면서 의사로부터 가망이 없다고 선고받았고, 어떤 "지저분한 옷을 입은 노인" 위로 유령들, 군인들, 그리고 사형 집행인이 떠도는 모습을 보았다.

죽음으로 가는 길은 모든 악으로 가득 찬 긴 행진이고 새로운 공포와 마주칠 때마다 심장은 조금씩 조금씩 쇠약해지며, 발걸음을 딛을 때마다 뼈마디가 반란을 일으키고, 마음은 쓰디쓰게 저항을 하지만 무엇을 위한 저항이란 말인가? 장벽들이 하나씩 가라앉고, 재난의 풍경과 저질러진 범죄의 광경은 그 어떤 눈가리개로도 가려지지 않는다.

한 세대 전 코흐와 파스퇴르의 근본적인 발견에 기반한 엄청난 발전에도 불구하고, 1918-1919년의 의학은 팬데믹 앞에서 1665-1666년에 런던에서 페스트 치료를 위해 소환된 의사, 연금술사, 점성가들만큼이나 무력한 상태였다. 최근 미국 공중보건서비스*가 궁극적으로 쓸모없는 백신을 보급하는 데 모든 것을 걸었다면, 다니엘 디포 시대의 치료법은 도시의 모든 고양이를 도살하는 — 감염된 쥐들에게는 엄청난 행운이었던 — 것이었다. 두 시대 모두 의학은 환상 속의 적을 쫓았다. 1894년이 되어서야 알렉상드르 예르생(Alexandre Yersin)이 페스트균을 발견했고, 1918년 유행한 바이러스의 완전한 특성 분석은 탐험대가 북극지방에서 그 병으로 사망한 희생자의 얼어붙은 시신에서 폐 조직을 가져온 2000년까지 기다려야 했다.

오늘날의 "재난의 풍경"도 1665년이나 1918년과 섬뜩할 정도로 닮았다. 도시의 아파트 안에 갇힌 시민들, 시골 별장으로 도망치는 부자들, 공공 행사의 취소와 휴교, 위험을 무릅쓰고 시장을 다녀온 후에 종종 따라오는 감염,[25] 온 사회가 영웅적인 간호사들에게 의존하는 것, 병원과 격리 수용소의 병상 부족, 마스크를 구하기 위한 광적인 경쟁, 그리고 외적인 힘(유대인, 지나가는 혜성, 독일의 방해공작, 중국인들)이 배후일 것이라는 광범위한 의심 등이 그것이다.

그러나 이번에는 이 미생물의 정체에 대해서나 — 1월에 거의 하룻밤 사이에 SARS-CoV-2의 염기서열 분석이 완료되었다 — 이에 대항하는 데 필요한 단계적 조치에 대해서는 밝혀지지 않은 것이 거의 없다. 1983년에 인간면역결핍바이러스(HIV)가 발견되고 그것이 유인원에서 인간으로 옮겨졌다는 사실이 알려진 이후, 과학계는 야생동물군에서 팬데믹으로 발전할 가능성이 있는

* 미국 보건복지부의 산하 기관인 미국 공중보건서비스(United States Public Health Service, USPHS 또는 PHS)는 1700년대 말부터 운영된 기관으로, 초기에는 검역소의 기능을 담당하는 기관이었으나, 점차 소외지역의 의료제공, 재난의료 대응 등의 역할도 하고 있다.

치명적인 신종 질병이 출현하는 것을 매우 경계해 왔다. 이번의 새로운 역병은 이전의 팬데믹 시대와 마찬가지로 경제 세계화의 직접적인 결과이다. 예를 들어, 흑사병은 몽골의 유라시아 정복으로 중국의 설치류가 중국 북부에서 중앙 유럽과 지중해 지역으로 이어지는 물류의 이동을 따라 들어옴으로써 생긴 우발적인 결과물이었다. 15년 전 『괴물』을 썼을 때와 마찬가지로 오늘날에도 다국적 자본이 질병 진화의 원동력이다. 화재와 벌목으로 인한 열대우림의 훼손, 공장식 농경의 확산, 빈민가의 폭발적인 증가와 그에 따른 '비공식 고용'의 증가, 생명줄인 항바이러스제, 차세대 항생제, 범용 백신을 제약업체가 대량 생산하여 수익을 창출할 수 있게 하는 체계를 만들어내지 못한 실패 등이 그 예이다.

다국적 기업에 의한 것이든, 절망적인 상황에 내몰린 영세 농민에 의한 것이든, 산림 파괴는 인간과 조류, 박쥐, 포유류에 서식하는 야생 바이러스 사이의 장벽을 없애고 있다. 공장식 농장과 거대한 사육장은 신종 바이러스의 거대한 배양소 역할을 하고, 빈민가의 끔찍한 위생 상태는 과밀한 환경과 면역력이 취약한 인구집단을 만들어낸다. 글로벌 자본주의가 소위 '개발도상국'에서 일자리를 창출하지 못한다는 것은 10억 명 이상의 생계형 노동자('비공식 프롤레타리아트')들이 직장 의료보험을 통한 의료 서비스에 접근하지 못하고, 민간 의료기관의 치료를 받을 돈이 없어서, 붕괴되고 있는 공공병원들 — 그나마라도 있다면 — 외에는 기댈 곳이 없다는 것을 의미한다. 따라서 새로운 감염병에 대한 영구적인 생물학적 방어를 위해서는 백신 이상의 것이 필요하다. 농업과 도시 생활의 혁명적 개혁을 통해 이런 '신종 감염병 출현의 구조'를 억제해야 하는데, 이는 어떤 자본주의 대국이나 국가자본주의 국가도 스스로 나서서 하지 않았던 일이다. 폴 파머(Paul Farmer), 리처드 호튼(Richard Horton), 로리 개릿(Laurie Garrett), 롭 월리스 등 여러 뛰어난 의학 연구자, 공중보건 의사, 정보에 밝은 언론인들이 이런 구조적인 관련성을 우리에게 가르치려고 오랜 세월 노력해 왔다. 몇 년 전 월리스가 강조했듯이 "글로벌 신자유주의는 농업경제에 근본적인 영향을 미쳤는데, 이는 생물문화 조직 전반에 걸쳐 작용하며, 심지어 바이러스와 분자 단위에 이르기까지 그 영향이 미치고 있다".[26]

이보다 훨씬 더 큰 일치된 목소리, 그중 많은 부분이 정부의 가장 높은 곳에서부터 터져 나와서 지금 우리가 겪고 있는 것과 같은 재앙이 예견되고, 곧 닥칠 수 있다고 경고해 왔다. 조류독감(1997, 2003~현재), 사스(2003), 신종플루(돼지독감, 2009), 메르스(2012), 지카 바이러스(2015), 그리고 최근 콩고와 서아프리카에서 유행한 에볼라 바이러스의 연이은 등장으로 관련 연구가 급증했고, 유망한 새로운 항바이러스제와 백신 개발에 관심을 가진 유능한 신생기업들이 생겨났는데, 이들은 종종 개발을 뒷받침할 투자자를 찾지 못했다. 앞서 언급했듯이 조류독감의 유령은 미국의 공식적인 국가 전략으로 채택되었고, 과학 문헌 가운데 새로운 장르 — 곧 다가올 팬데믹을 경고하고 이에 대비해야 한다는 수많은 보고서들 — 의 출현으로 이어졌다.

그러나 '대비'는 가다 서다를 반복했고 정치인들은 종종 자신이 내걸었던 정책 목표에서 후퇴했다. 예를 들어, 1998년 클린턴 행정부는 팬데믹 위협에 대처하기 위해 질병통제센터로 하여금 국가비축의약품(National Pharmaceutical Stockpile)을 관리하도록 했다. 2003년 부시 행정부는 국가전략비축품(National Strategic Stockpile)으로 명칭을 변경하고 그 통제권을 국토안보부(Department of Homeland Security, DHS)와 보건복지부로 넘겼다. 당시 비축품에는 1억 500만 매의 N-95 마스크가 포함되어 있었는데, 이 중 1억 매가 오바마 집권기인 2009년에 신종플루(H1N1) 비상사태 대응을 위해 배포되었다. 그런데 오바마 행정부는 사용한 마스크 비축분을 다시 채워 넣지 못했다. 팬데믹 위기가 닥치면 민간 기업들이 생산 증대를 통해 급증하는 수요에 대응하도록 지원하는 것이 더 값싸고 나은 해결책이라고 주장하면서 말이다. 트럼프의 국토안보부 및 보건복지부 관리들은 대부분 보건행정이나 의학 관련 경험이 거의 없이 정치적으로 임명된 자들이었고, 비축량이 고갈된 상태로 방치하면서도 대안으로 제시되었던 민간 부문에 대한 투자도 하지 않았다.

트럼프는 이전에 주요 감염병 유행과 싸웠던 사람들이 힘들게 얻은 지혜도 폐기했다. 2014년 서아프리카에서 끔찍한 에볼라가 발생한 후, 국가안보국(NSA)의 분석가 크리스토퍼 키르코프(Christopher Kirchhoff)는 미국 내 여러 기관의 현장 보고서와 분석 결과를 비망록으로 정리하여 오바마 대통령의 국가안보보좌관 수잔 라이스(Susan Rice)에게 보냈다. 세계보건기구와 여러 비영리 의료 단체가 힘을 합쳐서도 초기의 발병 확산 통제에 실패하자 질병통제센터, 미국국제개발처(USAID) 등의 미국 기관들이 공백을 메우려고 했지만 미국 기관들 사이의 공조조차 제대로 이루어지지 않아서 혼란만 가중시켰다. 결국 오바마 대통령은 에볼라 유행을 시리아 내전에 버금가는 1급 국가안보 비상사태로 간주하고 백악관에 에볼라 대책본부(Ebola Task Force)를 구성하고 이에 국방부를 포함시켰는데, 국방부는 그 특유의 방식으로 이 임무를 테러리스트와 싸우는 것과 동일한 것으로 개념화했다. 결국 2,800명의 병력이 라이베리아에 파견되어 수백 명의 미국 공중보건국 소속 의사와 실험실 요원들을 위한 실험실, 병원, 막사를 건설했다.

이 경험에서 얻은 냉정한 교훈에 대해서, 키르코프는 "미국의 보건 및 보안을 담당하는 모든 주요 기관이 규정된 대비 태세와 실제 역량 사이에 격차가 있음이 드러났다"고 결론지었다. (그는 후일 한 인터뷰에서 "에볼라 대응에 참여한 대원들은 우리가 운이 좋았다는 사실을 깨달았습니다. 그 이유는 병원체가 공기로 전파되지 않는다는 사실 때문만이 아니라, 세계 여러 곳 가운데 그곳에서 유행이 시작되었다는 사실에 있었습니다. 다음에는 운이 따르지 않을 수 있다는 사실을 알게 되었습니다"라고 말했다.) 키르코프는 광범위한 개혁안을 제시했지만,

그중에서 한 가지 사항을 강조했는데, "극단적인 상황에서는 대통령의 직접적인 지시를 받는 한 사람이 전권을 가지고 국가안전보장회의(NSC)의 틀 안에서 대응을 총괄하는 방법만이 효과가 있다"는 것이었다. 라이스와 오바마는 이에 동의하여 국가안전보장회의 안에 글로벌 보건안보 및 생물방어국(Directorate of Global Health Security and Biodefense)을 신설하고 그 기구에 팬데믹 위협에 관한 상황을 감시하고 행정부에 조언하는 임무를 부여했다. 그 첫 번째 '차르'[전권을 지닌 사람]로 국무부의 노련한 관료인 베스 캐머런(Beth Cameron)이 임명되었고, 그녀는 라이스에게 직접 보고했다.[27]

이 기구는 정권이 바뀐 후에도 한동안 존속했지만, 2018년이 되자 트럼프의 세 번째 국가안보 보좌관으로 임명된 존 볼턴(John Bolton)이 팬데믹에 대응하는 기구가 별도로 필요하지 않으며, 해당 업무를 국가안전보장회의 산하의 대량살상무기와 세균전을 담당하는 센터와 통합하는 것이 더 효율적일 것이라고 건의했다. 그는 국토안보부(DHS)의 팬데믹 대응기획부를 숙청하는 것으로 시작하여 하룻밤 사이에 국가안전보장회의의 보건안보 및 생물방어국을 폐쇄하고 그 책임자인 티모시 지머(Timothy Ziemer) 제독을 비롯한 대부분의 직원을 해고했다. 볼턴이 두 기관을 무자비하게 파괴하자 의료 전문가들과 부시 및 오바마 정권에 종사했던 관료들의 항의가 빗발쳤다. 전략 및 국제문제연구소(The Center for Strategic and International Studies)는 이들의 주장을 받아들여 조지 W. 부시 정부 시절 질병통제센터의 수장이었던 줄리 거버딩(Julie Gerberding)과 뉴햄프셔의 공화당 소속 전 상원의원 켈리 아요트(Kelly Ayotte)가 포함된 위원회를 소집했다. 이들은 팬데믹이 발생하기 몇 주 전에 팬데믹 대비와 관련하여 "미국 정부가 위기와 안일함을 오가는 사이클에 빠져 있다는 사실에 경종을 울리는" 보고서를 발표했다. 이들은 첫 번째 조치로 국가안전보장회의 내에 보건 부문에 관한 전문적인 지도력을 회복해야 한다고 촉구했다.[28]

거의 같은 시기에 대통령 경제자문위원회(CEA)의 보고서는 기존의 백신 생산 기술이 시대에 뒤떨어져 있으며, 팬데믹이 도래하면 수요를 충족시킬 수 없을 것이라고 경고했다. 이들은 팬데믹으로 노동력의 상당 부분이 무력화될 것이고, 430만 명에 달하는 사람이 입원해야 하며 50만 명이 사망할 수 있을 것이라는, 놀랍도록 정확한 예측을 내놓았다. 제약 업계가 백신 개발을 현대화하는 데 실패한 원인에 대해 숙고하면서 급진적인 경제학자라면 누구나 동의할 만한 설득력 있는 설명을 제시했다.

> 팬데믹 예방을 위한 백신에 대한 의학적인 연구 개발로 얻을 수 있는 사회적, 개인적 이득과 자본 투자에 따른 이익 사이에는 핵심적인 불일치가 있다. 연구개발과 투자 비용은 팬데믹 위기 시에 발생하는 매출을 통해서만 회수할 수 있다. 백신의 가치 가운데 일부는 미래의 팬데믹 위험을 완화할 수 있다는 것인데, 현재를 기준으로 보면 이는 발생할 가능성이 있는 피해로부터 보호해 준다는 보험 가치이다. 이 보험 가치는 팬데믹이 닥치지 않는 상황에서도 발생하며, 이는 우수한 백신의 신속한 생산이 가지는 사회적 가치가 개발자에게로 돌아가는 개인적인 보상보다 더 크다는 것을 의미한다. 이런 (평가 기준의) 차이로 보험 가치를 산정하지 않기 때문에, 백신 개발에 대한 제대로 된 보상이 이루어지지 않는 결과가 생겨난다. 둘째, 팬데믹은 발생 확률은 낮지만 인구 전체에 걸친 큰 손실을 가져올 수 있다. 인플루엔자 대유행이 드물게 발생한다는 점과 미국에서 가장 최근에 있었던 대유행이 100년 전의 일이었다는 사실 때문에 소비자와 보험사는 향후 인플루엔자 대유행의 확률과 잠재적 영향을 과소평가할 수 있다. 또한 모든 사람이 동시에 위험에 처하기 때문에 위험을 효과적으로 분산하는 것이 불가능하다.[29]

물론 이 분석은 거대 제약회사들이 새로운 항생제와 항바이러스제 개발을 꺼리는 것, 그리고 보험사들이 팬데믹 보험을 제공하기를 거부하는 것에도 동일하게 적용된다.

그런데 빗발치는 경고와 암울한 예측이 쏟아지는 가운데에도 팬데믹이 발생하기 전 2년 동안, 마치 햇살과도 같은 소식들도 있었다. 2018년 초, 미국 국립보건원(National Institutes of Health) 백신연구센터(Vaccine Research Center)의 수석 연구원들은 백신 설계에 있어 혁명적인 발전을 이루었다고 발표했는데, 이는 염기서열분석의 차세대 기술 개발, 신속한 단일클론항체(monoclonal antibody) 인식 기술, 생물학적 설계에 AI 활용, 그리고 원자 수준의 단백질 공학 분야의 최신 기술 발전을 바탕으로 한 것이었다. 그러나 연구진은 이런 '빠른 백신'을 개발하려면 새로운 규모의 투자와 국제적인 공조가 필요하며, 거기에 동물과 인간 간 감염 가능성이 큰 생물 다양성이 높은 지역에 대한 관측기지의 네트워크가 확대되어야 한다고 설명했다. 이듬해, 센터의 연구진은 "이와 같은 발전의 결과, 다양한 인플루엔자 바이러스에 대한 광범위하고 고농도로 오래 지속되는 면역력을 확보할 가능성이 열렸다"며 성배(聖杯)가 보이는 곳까지 왔다고 발표했다.[30] 한편 3년 전 오바마 행정부가 N-95 마스크 제조 기술을 향상시키도록 의뢰한 할야드 헬스(Halyard Health)는 2018년 가을에 현재 업계 최대 생산량의 10배인 하루 150만 개의 마스크를 생산할 수 있는 기계의 시제품 제작에 성공했다. 이는 팬데믹 상황에서 급증하는 마스크 수요를 충족시킬 수 있는 것으로, 오바마의 보건복지부가 정확하게 예측하고 계산한 기대를 충족할 것이었다.[31]

"빠른 백신", 범용 독감 예방주사, 고속 마스크 생산 — 성공의 종소리가 울려 퍼졌어야 했지만 그러지 못했다. 트럼프가 오바마의 모든 정책에 말뚝을 박아 넣어 끝장내겠다고 맹세한 터에, 마스크 기술에는 오바마 프로그램이라는 낙인이 찍혀 있었고, 다른 혁신들은 청정에너지와 보편적 의료 서비스에 대해 대부분의 공화당원이 눈살을 찌푸리는 것과 동일한 이유인 긴급하게 대응해야 할 과학에 기반한 투자와 관련이 있었다. 어떤 경우든지 트럼프 행정부는 오바마케어의 폐지와 100만 명 이상을 식량 쿠폰(food stamp) 지원 대상에서 제외하는 등 더 시급한 건강 관련 이슈에 몰두하고 있었다. 질병통제센터도 칼날을 맞았는데, 국제보건부서는 "2018년에 대폭 축소되었는데, 다수의 직원이 해고되었고, 해외 업무를 수행하는 국가의 수가 49개국에서 단 10개국으로 줄어들 정도였다". 이 밖에도 오바마 대통령이 약속했던, 에볼라로 황폐화된 3개국의 보건의료 체계를 재건하기 위한 2억 5,200만 달러를 삭감하려는 시도가 있었는데, 이는 결국 의회가 막아냈다.[32]

그리고 우한의 역병 발생으로부터 불과 3개월 전, 트럼프 행정부는 2005년의 조류독감 공포를 겪은 이후 설립된 미국국제개발처(USAID) 신종 팬데믹 위협(Emerging Pandemic Threats)의 PREDICT 프로그램 예산을 삭감했다. 부시 행정부와 오바마 행정부 모두로부터 호평을 받았던 PREDICT는 선구적인 바이러스 조기 경보 체계이자, 각 지역의 의료 전문가를 교육하여 신종 감염을 인지하고 인간에게 감염될 가능성이 있는 동물 감염병의 유행을 감시하는 프로그램이었다. 이 프로그램의 궁극적인 목표는 위험한 바이러스의 식별과 감시를 통해 미래의 팬데믹에 선제 대응하는 것이었다. ≪사이언스(Science)≫에 따르면, PREDICT는 수년 동안 "최근의 집단발병에 관련된 바이러스를 비롯한 인수공통감염 바이러스와 보건학적으로 지속적인 위협이 되는 바이러스 등, 1,000종 이상의 바이러스를 발견했다"고 한다. 여기에는 박쥐와 여러 동물에서 발견된 잠재적으로 위험한 코로나바이러스 160종이 포함된다. [인간에게 감염될 가능성이 있는 동물 바이러스의 전체 규모는 이보다 훨씬 더 크다. 주요 국제 협력체인 글로벌 바이롬 프로젝트(The Global Virome Project)에 의하면, 야생동물을 숙주로 하는 알려지지 않은 바이러스가 160만 종에 달할 것이라고 하며, 이 중 절반이 인수공통감염병의 잠재력을 가지고 있다고 추정하고 있다.][33]

세상의 종말에 이르는 6단계의 간단한 방법

이 정도 규모의 세계적인 감염병의 유행이 발생할 줄은 아무도 몰랐다. 아무도 이와 비슷한 상황도 본 적이 없다.

도널드 트럼프 대통령, 2020년 3월 16일

언젠가는 — 우리가 팬데믹의 낙진을 피하는 대피소에서 벗어날 날이 온다면 — 부지런한 언론인들이 트럼프가 이번 위기에 보인 비겁한 발뺌, 분노발작, 거짓말, 각종 중범죄와 경범죄의 상세 내역을 재구성할 것이다. 그런데 현재로서는 팬데믹 초기 3개월 동안 연방 정부의 대응이 파국적으로 무너진 주요 요인을 요약할 수 있겠다.

첫째, 리더십이 오바마 정부와는 물론 심지어 트럼프 임기의 첫 2년과도 전혀 이어지지 않았다. 오바마의 임기가 끝나가던 시기에 대통령 국토안보보좌관인 리사 모나코(Lisa Monaco)는 후임자인 톰 보서트(Tom Bossert)에게 바이러스 팬데믹에 대한 미국의 준비 상황을 점검하는 대규모의 실험을 공동 주관하자고 제안했다. 그녀는 그동안 얻은 교훈이 트럼프 집권 후에 내각과 기관장들에게 전달되지 않을 것을 우려했다. 취임식을 일주일 남겨놓고 진행된 "크림슨 컨테이젼(crimson contagion, 선홍색 감염병)" 훈련은 12개의 연방 기관과 12개의 주가 참여한 가운데 보건복지부의 주관으로 진행되었다. 이 훈련의 줄거리는 중국에서 발생한 조류독감이 여행객에 의해 미국으로 유입되었다는 가정하에 진행되었다. 훈련 결과, 경쟁 관계의 기관들과 관료들 사이의 마찰뿐만이 아니라 각 주지사와 시장들의 서로 조화되지 않는 다양한 요구로 수없이 많은 문제가 드러났다. ≪뉴욕타임스(New York Times)≫는 다음과 같이 탐사 보도했다. "그럼에도 불구하고, 행정적인 걸림

돌보다 더 큰 문제가 산적해 있었다. 훈련의 주관자들은 미국에 항바이러스제, 바늘, 주사기, N-95 마스크, 인공호흡기 등의 필수 의료장비, 소모품, 의약품을 신속하게 생산할 수단이 없다는 사실을 깨달았다." 참가자 중에는 보서트 외에도 렉스 틸러슨(Rex Tillerson), 존 켈리(John F. Kelly), 릭 페리(Rick Perry) 등 새 행정부의 주요 인사들이 있었고, 이들 모두가 이 모의훈련에서 얻은 교훈에 동의한 것으로 알려졌다. 그런데 백악관의 입장은 달랐고, 크림슨 컨테이전에 참여했던 모든 고위관료뿐 아니라 대통령 경제자문위원회(CEA) 보고서를 작성한 사람까지도 2019년까지 스스로 물러나거나 해고되었다. 트럼프 행정부가 스스로의 적인 셈이었다.[34]

둘째는 세계보건기구를 위해 독일의 회사가 개발한 코로나바이러스 검사 키트를 사용하기를 거절한 질병통제센터의 충격적인 무능과 오판이다. 팬데믹 상황에서 즉각적인 대응의 우선순위는 광범위한 검사, 접촉자 추적, 양성 사례 격리라는 것이 세계 전문가들의 공통된 의견이다. 이런 조치는 한국, 독일, 싱가포르, 대만은 물론 지난 1월에 우한을 전면 봉쇄해야 했던 치명적인 실수를 저지른 이후 중국에서도 성공적으로 취해졌다. 이 국가들은 모두 신속하게 세계보건기구에서 추천하는 검사 키트를 대량으로 생산, 비축했다. 반면에 질병통제센터는 자체적으로 검사 키트를 설계하기로 결정하고 그 결과물을 1월 24일에 공개했다. 그러나 검사의 세 번째 단계에 결함이 있어 검사 결과에 오류가 많았다. 질병통제센터는 즉시 세계보건기구가 추천하는 방식으로 전환하지 않고 자체 키트에 대한 보완을 시도하느라 2월 한 달을 허비했다. (2월 초에 스탠포드대학의 과학자들이 개발한 대체 검사 키트의 사용은 FDA의 관료주에 의해 막혔다.) 《뉴욕타임스》는 탐사기사를 통해 "미국이 초기의 전파 경로를 추적하고 숨겨진 감염원을 식별할 수 있었다면 지역 검역 당국의 통제 정도로 감염을 억제할 수 있었을 것"이라고 결론지었다.[35]

똑같은 재앙이 면역력을 확인하기 위한 혈액 검사를 두고 반복되고 있는 것으로 보이는데, 이 검사를 통해서 누가 안전하게 직장에 복귀할 수 있을지의 여부를 확인할 수 있을 것이라 기대되고 있다. 독일은 자국의 관련 산업이 활기를 되찾고 중국으로의 수익성 높은 수출을 되살릴 포부를 가지고 시험 검사에 착수하고 있다. 유럽과 아시아의 다른 국가들도 독일을 바짝 뒤쫓고 있다. ≪로스앤젤레스 타임스(Los Angeles Times)≫는 탐사보도에서 "이에 비해 미국은 다수의 보건 전문가들이 정상적인 사회생활을 가능하게 할 것으로 기대하는 체계적인 대규모 항체 검사 계획을 수립하지 못하고 있고, 그 때문에 보건 당국은 팬데믹 억제를 위해 백신이나 치료제의 사용이 가능해질 때까지 사회적 이동을 엄격하게 규제하는 방법 외에는 다른 선택지가 거의 없다"고 했다.[36] 이와 같은 지연은 이미 1932년과 같은 대공황에 빠져들고 있는 경제에 끔찍한 타격을 미칠 것이다.

셋째, "집에 머물기"와 "사회적 거리두기" 전략은 조기 검사와 확진자 발견에 실패할 때 취할 수 있는 차선책이다. 실제로 "그래프 낮추기(flattening the curve)"* 캠페인은 애초에 감염의 기하급수적인 증가를 막지 못했기 때문에 써야 하는 조악한 대안이다. 이것도 최후의 수단으로 취할 때에는 즉각적이고 포괄적으로 시행해야 했지만 트럼프는 민주당 소속 주지사들과 시장들이 전면에 나서서 조치를 취할 때까지 시간을 끌면서 우물쭈물하고 있다. 심지어 여론의 압박에 못 이긴 대통령이 마지못해 도시 지역에 대한 외출 제한 조치를 취하고, 다음 단계로 비필수 사업장의 광범위한 폐쇄를 시행했음에도 불구하고, 강경한 공화당 주지사들(글을 쓰는 현재 8명)은 해당 지역 전임자들이 오래전에 인종 통합에 저항했던 것과 마찬가지로 셧다운에

* 발병자 그래프의 정점을 낮추어 그 사회의 치료 역량 한계 이하로 유지하자는 취지로 '그래프 낮추기' 캠페인을 각국에서 실시했다.

완고하게 저항하고 있다. 이들은 수만 명의 목숨을 앗아갈 수 있는 바이러스 확산의 공모자였으며, 특히 최남부지방(딥 사우스)*에서 더욱 그렇다.

이 지역에서 집단감염의 중심은 2월 말에 열린 마디그라 축제(the Mardi Gras)였는데, 축제 방문자가 백만 명에 달했다. 포의 『붉은 죽음의 가면(Mask of the Red Death)』에 나오는 가면무도회와 비슷했는데, 그 댄서들처럼 붉은 색 옷을 입지는 않았다. ≪워싱턴 포스트(Washington Post)≫에 따르면 "뉴올리언스의 시장 라토야 칸트렐(LaToya Cantrell, 민주당 소속)은 마디그라를 취소하거나 축소하는 것을 전혀 고려하지 않았다고 했다. 그녀는 마디그라 축제의 기획 단계부터 매년 참여하는 연방 기관들이 — 그 중에는 연방수사국(FBI)과 국토안보부도 있었다 — 코로나바이러스에 대해 전혀 고려하지 않았다고 했다. 주정부 관계자들과 함께 축제의 행진 경로를 답사한 연방 관리들은 테러 공격의 가능성만 경계했다".[37] 대부분의 방문객은 루이지애나주 등 인근 주로부터 왔고, 이들은 바이러스를 묻힌 채로 집으로 돌아가서 코로나 치료에 필요한 실험실과 중환자실 간호사, 인공호흡기가 부족한 작은 마을과 도시에 감염병 유행을 일으켰다. 평소에는 뉴올리언스, 배턴루지, 미시시피주 잭슨과 같은 대도시의 지역 의료센터가 외곽지역의 위중한 환자를 수용해 왔지만, 지금은 환자가 넘쳐서 주변 지역의 환자를 받을 수 없는 상황이다.

넷째, 효과적으로 대응한 모든 국가들은 의료진 뿐 아니라 소방관, 택배 노동자, 버스 운전기사, 그리고 경찰의 안전을 지켜줄 개인보호장비 — N-95 마스크, 가운, 고글 등 — 를 충분히 비축하고 있었다. 특히 이런 제품의 세계

---

* 딥 사우스는 미국 최남부 지방을 의미하며, 사우스캐롤라이나, 조지아, 앨라배마, 미시시피, 루이지애나 다섯 개 주가 딥 사우스에 해당한다. 압도적인 공화당 강세 지역이다.

적인 생산 기지인 동아시아에서는 독감 시즌에 일반 대중이 마스크를 사용하는 것은 오래된 관습이었으며, 모든 사람에게 외출 시에 마스크를 착용하도록 요구하는 것은 비교적 쉬운 조치였다. 반면, 미국은 재앙에 가까운 정반대의 상황에 놓여 있다. 어느 날 트럼프가 미국의 과학 기술력이 독보적이라고 호언장담했는데, 바로 그날 ≪뉴욕타임스≫는 한 지면 전체를 할애해서 "내 손으로 마스크 만드는 법"을 소개하고 있었다. 나는 국가의 실패를 이보다 잘 상징하는 것은 없다고 생각한다. 생산 단가가 불과 수십 원에 불과한 마스크가 없어서 수백만의 미국인들이 지금 마스크를 직접 만들고 있다. N-95 마스크와 검체 채취용 면봉, 검사 시약의 부족 때문에 우리는 검사키트 수급의 실패에 따른 대혼란 속에서 값을 매길 수조차 없이 큰 대가를 치르고 있다. 필수 물품을 다 갖춘 국가들은 수천 명의 생명을 살린 것에 그치지 않고, 필수적인 경제활동을 안전하게 유지할 수 있었다.

국방부는 계약업체들이 납기를 지키도록 하기 위해 한국전쟁 당시에 제정된 국방물자생산법(Defense Production Act)*을 매년 수천 번 발동하고 있음에도 불구하고, 미국 상공회의소(U.S. Chamber of Commerce)의 지지를 받는 트럼프 백악관은 이 생명줄과도 같은 제품 생산에 박차를 가하기 위해 이 법을 적용하기를 거부하고 있다(이 와중에 혁신적인 할야드 헬스(Halyard Health) 마스크 생산 기계는 먼지를 뒤집어쓰고 있다). 전시처럼 생산을 국유화하는 대신 대통령과 기업 리더와의 관계에 의존하기로 한 치명적인 결정은

* 국방물자생산법(Defense Production Act·DPA)은 미국이 국가안보 등을 이유로 주요 물품의 생산을 확대할 수 있도록 대통령에게 부여한 권한을 말한다. 1950년 9월 8일 제정된 것으로 한국전쟁 당시 군수물자의 생산을 원활히 하기 위해 제정된 법이다. 대통령은 기업들에 필수 물자의 공급 계약을 요구할 수 있고, 사재기나 가격 담합 등을 금지하는 품목을 지정할 수 있다. 또 물자와 서비스, 시설을 배분하는 시스템을 구축하도록 지시할 수 있으며 필수 물자를 국방의 용도로 활용할 수 있도록 민간 경제를 통제할 수도 있다(연합인포맥스 https://news.einfomax.co.kr).

국방부의 제복 입은 물류 전문가들의 지원을 받은 질병통제센터가 물자 동원을 조율해 온 그동안의 선례를 깨고 대응의 책임을 마이크 펜스(Mike Pence)와 재러드 쿠슈너(Jared Kushner)*에게 맡긴 것과도 일맥상통한다. 그 결과는 허리케인 카트리나에 의한 것보다 수백, 수천 배 더 큰 피해로 나타났다.

다섯째, 현재 고갈된 국가전략비축물자(National Strategic Stockpile)는 보건 비상사태에서 중앙정부가 피해를 입은 도시와 지역을 직접 지원하기 위해 만들어졌다. 최근 쿠슈너가 국가 전략 비축물자는 단지 주정부의 재고 관리를 보완하기 위한 것이라고 주장한 것은 명백한 허위이며, 이는 백악관이 모든 물자 부족과 생산 병목 현상 해결에 있어 단호한 리더십을 발휘하고 최종적인 책임을 지는 것을 회피하기 위해 하는 발언이다. 트럼프 행정부는 거의 모든 면에서 권력을 독점했지만, 권력의 책임은 일관되게 거부해 왔다. 트럼프의 신조는 각 주와 도시가 스스로 인공호흡기와 방호용품을 조달해야 한다는 것이다. 메릴랜드(Maryland)의 전 주지사 마틴 오말리(Martin O'Malley)는 "이는 연방주의에 대한 다윈주의적(Darwinian) 접근 방식이며, 주정부의 권한을 극단적으로 확장한 것"이라고 냉소적으로 비판했다.[38]

게다가 대부분의 주에서 풍부한 의료 자원을 이용할 수 있다는 트럼프의 반복된 주장은 실제 상황과는 정반대이다. 2008년 경기 침체기에 전국 각지의 보건부서는 인력의 4분의 1이 감축되고 주요 공중보건 연구소 열두 곳이 폐쇄되는 등 피를 말리는 시련을 겪었다. 특히 숙련된 공중보건 간호사를 없앤 것은 훗날 많은 지역에 고통을 가져왔다. 재정 긴축 역시 각 주의 응급의료 대응을 위한 비축물의 규모를 줄이거나 없애는 구실이 되었다. 캘리포니

* 마이크 펜스는 트럼프 행정부 부통령, 재러드 쿠슈너는 이방카 트럼프의 배우자로 트럼프의 사위이다.

아의 사례에서 알 수 있듯이 그 책임은 양당 모두에게 있다. 2005년 조류독감 대유행의 위기에 직면한 아놀드 슈워제네거(Arnold Schwarzenegger) 주지사와 주의회의 민주당 지도부는 수억 달러를 들여 휴대용 인공호흡기 2,400대, 인공호흡기(ventilator) 5,000만 개, 21,000개의 병상을 추가로 만들 수 있는 물자를 비축했다. 또한 재난 발생 후 72시간 이내에 설치, 가동할 수 있는 200병상 규모의 최첨단 이동 병원 3개에 거금을 투자했다. 그러나 슈워제네거의 후임으로 취임한, 인색하기로 유명한 제리 브라운(Jerry Brown) 주지사는 2011년에 비축물자를 유지하기 위한 예산 580만 달러를 전액 삭감했다. 캘리포니아주 보건 부문의 최고 책임자를 비롯해서 많은 사람들이 애통해하는 가운데 코로나19와 같은 바이러스 비상사태에 필요한 전략 물자와 야전 병원은 모두 기부되거나 매각되었다.[39]

여섯째, 여전히 검사키트 대참사에서 벗어나지 못하고 있는 트럼프의 질병통제센터는 거대 제약회사나 세계보건기구와 마찬가지로 백신 개발을 주도하기를 포기했다. 게다가 많은 과학자들이 필수적이라고 생각하는 '문샷(moon shot)'*과 같은 공개적인 노력에 대한 열의가 백악관 내에서는 보이지 않았다. 대신 3년 전에 게이츠 재단(Gates Foundation), 웰컴 트러스트(Wellcome Trust), 그리고 노르웨이, 독일, 일본 정부가 참여하여 오슬로에 본부를 둔 비영리 단체인 감염병혁신연합(Coalition for Epidemic Preparedness Innovation, CEPI)이 설립되어 이런 리더십 공백을 메우고 있다. 『2005년 인플루엔자 팬데믹 국가 전략(2005 National Strategy for Pandemic Influenza)』의 주요 저자 중 한 명인 리처드 해킷(Richard Hackett)이 이끄는

* 문샷(moon shot)은 1969년 미국의 달착륙 프로젝트 아폴로계획처럼 기존의 틀을 깨는 혁신적인 연구나 도전을 말한다. 여기서는 혁신적인 코로나19 백신 연구나 의약품 연구를 가리킨다.

세피(CEPI)는 mRNA 기술과 오늘날에는 코로나19 백신과 같은 혁신을 이룰 수 있다고 판단되는 야심 찬 스타트업과 중소기업에 투자하고 있다. 이 회사가 자금을 지원하는 연구 커뮤니티는 점점 많은 분자생물학자와 생명공학자들이 세계적으로 협력하는 가운데 놀라운 속도와 개방성으로 아이디어를 공유하고 있고, 이들은 항바이러스제와 백신 후보 물질들을 시험 단계에 진입시키기 위해 고군분투하고 있다.[40]

그러나 감염병혁신연합 및 이와 유사한 협력체들은 실험실 성과를 생산 단계로 신속하게 전환할 만한 자금이 없다. 고령자와 만성 질환자만을 대상으로 하더라도 수천만 명 분의 백신이 필요한데, 이를 위해서는 최소 20억 달러의 투자가 필요할 것으로 추산된다. 역시 오랫동안 백신 연구에 매진해 온 세스 버클리(Seth Berkley)는 ≪사이언스≫ 사설에서 당장 필요한 것이 무엇인지에 대한 기준을 제시했다. "'빅 사이언스'*식 접근을 통한 세계적으로 조율된 백신 개발 노력이 필요한 시점이 있다면, 그것은 바로 지금이다."[41] 이 바이러스판 맨해튼 프로젝트(Manhattan Project)에는 최소 세 가지가 필요하다. 에볼라 유행 당시와 같은 역동적인 미-중 협력,[42] 백신 및 기타 생명을 구하는 의약품에 대한 정부의 직접적인 자금 지원과 생산(엘리자베스 워렌(Elizabeth Warren) 상원의원이 지지한 아이디어), 그리고 세계적 수준의 과학 리더십이 조타수가 되는 것이 그것이다. 그러나 트럼프의 관점에서는 이를 "세 개의 저주"라 여길 수 있다.

* Big Science. 중요한 과학적 진보를 이루기 위해 대규모의 연구자들과 자금 지원을 필요로 하고, 이를 위해 정부 혹은 다국적인 자금 지원을 필요로 하는 대규모 과학 연구 과제.

비명이 넘치는 거리

사회적 거리두기는 특권이다.

이는 이를 실행할 수 있을 만큼 큰 집에 살고 있음을 뜻한다.

손을 씻는 것도 특권이다. 수돗물을 사용할 수 있음을 뜻한다.

손 소독제는 특권이다. 손 소독제를 살 돈이 있음을 뜻한다.

봉쇄는 특권이다. 집에 머무를 경제적 여유가 있음을 뜻한다.

코로나를 예방하는 대부분의 방법은 부유한 사람들에게만 허용된다.

본질적으로 부자들이 세계를 돌아다니며 퍼뜨린 질병이 이제 수백만 명의 가난한 사람들을 죽일 것이다.[43]

자가디쉬 J. 히레매스(Jagadish J. Hiremath) 박사

디포의 『페스트의 해(Journal of the Plague Year)』에서 가장 불편한 장면 중 하나는 빈민가에 갇혀 비명을 지르며 죽어가는 주민들의 모습이다. 이 '끊임없는 비명'이 희생자들의 고통에서 나온 것인지(페스트의 말기 증상은 엄청나게 고통스럽다고 한다), 자식의 죽음을 본 어머니의 통곡인지, 아니면 어머니의 죽음을 본 자식의 통곡인지 구분할 수 없었다. 그럼에도 런던 전역에는 18개월 동안 절규가 흘러넘쳤다.

아프리카와 남아시아의 병든 빈민가 — 카옐리차(Khayelitsha), 키베라(Kibera), 다라비(Dharavi), 마코코(Makoko) 등등 — 에서 머지않아 절규가 흘러나오는 것을 피할 수 없을 것으로 보인다. 지금까지 동아시아, 유럽, 북미에서 발생한 코로나 바이러스 감염은 50세 미만의 건강하고 잘 먹은 사람들 사이에서는 독감보다 약간 더 치명적일 뿐이었다. 하지만 면역학적으로 이와 대비되는 두 가지 집단이 있다. 첫 번째는 노인과 만성 질환자들로, 피라

미드의 계단을 올라가서 코로나19의 제물이 되는 경우이다. 다른 하나는 영양실조, 질병, 오염된 물 때문에 면역 체계가 약화된 모든 연령대의 사람들로, 호흡기 질환이 만연한 상황에서 대학살은 더 광범위하게 벌어질 것이고 연령대에 따른 예후의 차이가 적을 가능성이 크다. 즉, 빈곤, 인구 밀도, 기아가 팬데믹의 양상을 바꿀 가능성이 높다.

아프리카의 경우를 먼저 살펴보면, 사하라 이남 인구 중 2억 3,700만 명이 만성 영양실조에 시달리고 있으며, 사망하는 어린이의 절반이 기아 때문에 사망한다. 또한 유니세프는 성장 부진의 징후를 보이는 5세 미만 아동의 수가 지난 20년 동안 수백만 명이나 증가했다고 최근에 경고했다.[44] (이것이 바로 아프리카는 65세 이상 인구가 전체 인구의 3%에 불과한 세계에서 가장 젊은 인구 구성을 가지고 있어 — 이탈리아의 23%와 대조적이다 — 팬데믹이 대규모의 사망자를 남기지 않고 지나갈 것이라는 주장을 믿지 말아야 하는 이유이다.) 만성 질환과 마찬가지로 영양실조는 심각한 바이러스 감염과 결합하면 치명적인 결과를 초래한다.

스페인 독감의 역사는 기아와 감염이 동반된 상황에 대한 암울한 교훈을 준다. 1918-19년에 가차 없는 징발과 영국으로의 곡물 수출이 이루어지던 시기에 큰 가뭄이 든 펀자브(Punjab), 봄베이(Bombay) 및 인도 서부지역에서 세계 사망자의 거의 60%(최소 2,000만 명)가 발생했다. 영국으로의 곡물 수출은 식량 부족을 불러왔고, 수백만 명의 가난한 사람들이 기아의 벼랑 끝으로 내몰렸다. 이들은 면역력을 떨어뜨리는 영양실조와, 만연한 박테리아 및 바이러스성 폐렴의 불길한 상승효과에 의한 희생자가 되었다. 비슷한 사례로, 영국이 점령한 이란에서는 수년간 가뭄, 콜레라, 식량 부족에 이어 말라리아가 창궐했고, 이는 인구의 5분의 1이 사망하는 배경이 되었다. (1장 참조).

아프리카의 코로나19는 기아 외에도 여러 가지 취약점을 노리고 있다. 지난 한 세대에 걸쳐 3,600만 명의 아프리카인이 HIV/에이즈로 사망했으며, 연구자들은 현재 2,400만 명의 HIV/에이즈 감염자가 있다고 추산한다. 거기에 더해서 '백색 페스트'라고 불리는 결핵으로 고통 받는 수백만 명의 환자가 있는 것으로 추정되고 있다. 1980년대 이후 신식민지적 부채와 서아프리카와 중앙아프리카에서 25년간 지속된 파괴적인 내전으로 아프리카 대륙의 의료 인프라는 대부분 폐허가 되었고, 세계 최악의 의료 서비스를 제공하는 것으로 평가된 6개 국가 중 5개국이 아프리카에 있다. 그중 하나가 나이지리아인데, 2억 600만 명의 국민에 대한 의료 서비스가 거의 전적으로 민영화되어 있으며, 가난한 사람들은 그 혜택을 보지 못하고 있다.[45] 또한 남아프리카 공화국을 제외하고는 현재 극히 적은 수 이상의 중증 코로나19 환자를 치료할 수 있는 역량을 갖춘 국가가 없다. 간호사와 의사를 수출하는 것으로 유명한 인구 5,000만 명의 케냐가 보유한 것은 정확히 130개의 중환자실 병상과 200명의 공인된 중환자실 간호사뿐이다. 비슷한 규모의 인구를 가진 수단의 중환자실 병상 수는 30개에 불과하다.

지역 공중보건이라는 "소방서"가 없었던 최근의 에볼라 유행은 대규모 국제 원조를 통해서만 진압할 수 있는 불길로 빠르게 커졌다. 미국의 대응만 해도 피해 국가들에 60억 달러를 들여 아무것도 없는 상황에서 응급 병원을 세웠다. 일본과 중국도 큰 도움을 제공했다. 이번에는 남아프리카공화국과 에티오피아를 필두로 아프리카 대륙 전체가 목소리를 모아 의료지원과 침몰하는 경제에 대한 부채 탕감을 외치고 있다. 하지만 지금까지는 유럽, 북미, 일본, 그리고 국제통화기금(IMF)과 세계은행 등 강대국들의 반응은 기껏해야 미온적이었다. 아프리카에 대해 준제국주의적인 의도가 의심되는 중국이 서둘러 그 공백을 메우고 있지만, 의료 지원에 대한 막대한 수요는 중국의 역량을 초과하고 있다. 워싱턴의 경우, "미국 최우선(America First)"은 "아프리카 최후순위(Africa Last)"를 의미한다. 현재까지는 민주당의 진보파

들조차도 아프리카를 지원할 도의적 책임에 대해 침묵하고 있다.

빈민가나 가난한 시골 지역의 집단 감염이 코로나바이러스의 감염 방식을 바꿀 가능성도 있다. 앞서 언급한 가축의 코로나 바이러스 감염을 조사한 수의학 연구 결과에 따르면, 연구자들은 위와 장 조직을 공격하는 분변-경구(fecal-oral infection) 감염과 폐를 공격하는 호흡기 감염이라는 두 가지 감염 경로를 발견했다. 전자의 경우는 대체로 사망률이 매우 높았고, 후자는 대부분 경미한 사례가 발생했다. 다수의 연구에 따르면 코로나19 바이러스(SARS-CoV-2)가 대변을 통해 다량 배출되고 하수에 축적되는 것으로 확인되었다.[46] 물론 아프리카와 남아시아 빈민가에서는 물, 직접 재배한 채소, 바람에 날리는 먼지 등 모든 곳에 분변 오염이 존재한다(맞다. 진짜로 분변이 날린다.). 또한 아프리카 슬럼가의 대부분은 우기 때 홍수가 나는 저지대에 지어졌다. 종종 열린 도랑에 고인 하수가 사방으로, 심지어 집안에까지 퍼진다. 이 모든 것은 장을 통한 감염 경로의 가능성을 높이는 환경이며, 이것이 동물의 경우처럼 보다 치명적인 감염, 모든 연령대에 걸친 감염의 가능성을 열어두는 것은 아닐까.

우한의 교훈

학술지 ≪인펙션(Infetion)≫의 최근 논문에는 중국이 코로나19의 첫 번째 유행을 성공적으로 통제한 배경에 대해 설명한다. 우한 당국은 처음에는 집단발병을 은폐하고 언론을 검열하려 했지만, 베이징이 감염 규모와 확산 속도를 확인한 이후에는 공격적으로 움직였다. 우한과 인근 도시에 대한 엄격한 격리 조치와 국내 여행 제한 조치는 중국 나머지 지역으로의 감염 전파 속도를 극적으로 감소시켰다. 덕분에 중국 전역에서 수천 명의 의사, 간호사, 응급요원이 후베이성(Hubei)으로 쏟아져 들어왔고, 건설인력은 말 그대로 하룻밤 사이에 거대한 응급 병원을 지어냈다. 초기에 나타났던 검사 키트, 인공호흡기, 보호 장비의 부족은 중국 정부가 공격적으로 생산량을 늘리면서 빠르게 극복되었다.

세계보건기구가 확인한 중국의 보고서에 따르면, 후베이성 인구 5,700만 명 중 확진자 수는 100만 명 미만으로 감염률이 예상보다 훨씬 낮은 2%에 불과한 것으로 나타났다.[47] 이와는 대조적으로 뉴섬(Newsom) 주지사는 최근에 캘리포니아의 전문가들이 향후 8주 동안 인구의 56%(2,550만 명)가 감염될 것으로 예측하고 있다는 내용의 서한을 트럼프 대통령에게 보냈다.

물론 중국이 격리를 완화하고 노동자들을 사무실과 공장으로 돌려보내면 백신이 없는 상황에서 감염이 다시 확산될 수 있다. 이미 이탈리아를 비롯한 여러 유행 지역으로부터 감염이 중국으로 재유입되는 현상이 나타나는 등 경고 신호가 나타나고 있다. 중국과 마찬가지로 지역 확산을 통제하는 데 성공한 대만, 싱가포르, 한국 등 아시아 3개국도 같은 위협에 직면해 있다. 따라서 직장 복귀는 통제된 실험이며, 네 국가 모두 다시 빠르게 제동을 걸어야 할 수도 있고, 그 결과 경제에 더 큰 타격을 입을 수 있다는 사실을 잘 알고 있다.

중국을 한없이 질투하고 있는 트럼프와 그의 측근들은 3월 내내 자신들도 곧 보일러를 다시 켜고 부활절까지는 사람들을 일터로 복귀시킬 것이라고 주장했다. 폭스 뉴스(Fox News)의 대통령 치어리더들은 "치료제가 질병보다 더 나쁘다"고 외치기 시작했고, 공화당 바보들의 왕인 댄 패트릭(Dan Patrick) 텍사스주 부지사는 경제를 부양하기 위해 필요하다면 노인들을 코로나19에 희생시키겠다고 용감하게 나섰다. 팬데믹에 대한 통제력을 잃은 그들은 연준이 월스트리트를 살리기 위해 돈을 찍어내는 동안 노동력의 상당 부분을 희생해서 집단 면역을 달성하는 것을 심각하게 고려하는 것처럼 보였다. 이런 생각은 거의 히틀러주의를 연상케 하는 것이었고, 앤서니 파우치(Anthony Fauci) 소장이 이에 대해 냉소적인 반응을 보이자 트럼프는 마지못해 물러섰다.[48] 이것 역시 워싱턴이 완전히 혼란에 빠져 있다는 신호를 베이징에 보내는 것이나 마찬가지였다.

중국의 위기관리에 대한 서방의 반응은 중국에 대한 상반된 고정관념 사이에서 엇갈렸다. 사태의 초기 몇 주 동안 우한의 지역 지도자들은 융통성 없는 부패한 관료의 모습에 부합했다. (2003년에도 매우 유사한 상황이었다.) 그러나 중국 중앙 정부의 대규모 개입과 중국 전역에서 유행이 빠르게 종식된 것은 준-전체주의적인 감시 국가의 효율적인 힘 덕분이라는 평가가 지배적이다. 두 가지 인식 모두 어느 정도는 사실이지만, 이는 이야기의 일부분일 뿐이다. 트럼프가 시진핑 중국 국가주석이 은폐 공작을 벌이고 있다고 비난하는 상황에서, 공화당 소속 루이지애나주 상원의원이자 경험 많은 위장관 전문의이기도 한 빌 캐시디(Bill Cassidy)는 중국의 의사와 과학자들은 중요한 정보를 세계 의료계와 신속하게 공유하는 데 있어 "탁월하다"고 강조했다. 실제로 중국 의학자들이 끊임없이 제공하는 보고서와 통계 자료는 세계의 의사들과 연구자들이 토대로 삼을 수 있는 정보가 되고 있다.

동시에 중국과 쿠바는 현재 가난한 국가들에게 중요한 의료 지원과 전문 기술을 제공하는 유일한 국가들이다. 국제적인 활동을 해온 쿠바의 의사들은 지난 수십 년 동안 제3세계에 위험한 감염병이 유행하면 가장 먼저 현장에 파견되었으며, 최근 서아프리카에서 벌어진 에볼라와의 전투에서 많은 희생자를 냈다. 이들이 든든한 돌격 부대였다면 중국인들은 중화기 부대로, 의료 전문가, 검사 키트, 보호 장비 등등의 장비를 대규모로 제공한다. 이탈리아에 대해서 유럽 자매국가들이 유럽 프로젝트에 치명타가 될 수 있음에도 국경 폐쇄와 물자 공유를 거부하는 동안에 중국은 러시아와의 느슨한 공조하에 대규모 의료 지원 작전을 준비하고 있다. 가장 의미심장한 일은, 중국의 재단들이 미국이 긴요하게 필요로 하지만 트럼프가 제공하지 못하고 있는 인공호흡기 수천 대를 뉴욕에 보냈다는 것이다.

미국이 "가까이 오지 말고, 전화도 하지 말라"는 표지판을 자유의 여신상에 걸어놓고, 세계보건기구가 서방 강대국 정부들의 무대책으로 무력화되고 있는 상황에서 베이징이 패권정치를 벌이고 있으며 자신의 이미지에 광을 내고 있는 것은 맞다. 반면에 트럼프 정권은 노동자들의 건강 위험을 무릅쓰고 국경 장벽 건설을 지속하고, 심한 기근에 놓인 예멘 북부지역에 대한 필수 의료 지원을 중단하고, 쿠바와 이란에 대한 경제 봉쇄를 두 배로 강화하고, 재난이 임박한 아프리카를 외면하는 등, 그다운 행동을 계속하고 있다. 그런데 라이베리아의 평범한 농부나 케냐의 엄마들, 또는 아파트에 갇힌 이탈리아 노인들에게 중요한 것은 약속이 아니라 마스크와 의약품, 그리고 현장에 투입할 다수의 의사들이다.

그러나 중국의 성과를 인정할 때 우리는 잘못된 교훈을 배워서는 안 된다. 국가가 긴급 상황에서 단호한 조치를 취할 능력을 보유하기 위해서 민주주의를 억압할 필요는 없다는 것이다. 많은 이들이 주장하는 것과 달리, 100만 명의 위구르인을 재교육 캠프에 수용한 것은 후베이성에서 코로나 바이러스를 진압하기 위한 조치가 아니었으며, 중국 도시의 모든 무단횡단자를 감시하고 '사회적 신용'을 점수화하는 빅브라더 관행이 국가 방역의 성공에 필수적인 것으로 입증된 것도 아니다. 물론 일상에 널리 침투해 있는 공산당의 존재 — 9,600만 명의 당원이 수천 개의 직장과 주민 위원회에 배치되어 있다 — 가 코로나19에 대항한 총동원에 결정적인 역할을 했지만, 이는 경찰국가가 아닌 풀뿌리 조직과 사전 대비가 중요함을 결정적으로 확인시켜 준다. 지금은 '사라진', 우한사태 초기의 영웅적인 내부 고발자들에게 폭압적으로 행해진 탄압은 중국의 성공에 아무런 도움이 되지 않았다.

그럼에도 백악관, 다우닝가, 베이트 아기온(Beit Aghion)* 등의 우파 지도자들이 9.11 사태 때와 마찬가지로 모든 기회를 포착하여 권위주의 권력을 강화하는 상황이 불가피하게 벌어지고 있다. 이들은 자신의 무능과 비참한 리더십의 결과인 코로나19 대응 실패를 악용하여 공공장소 폐쇄, 집회 금지, 심지어 선거 연기의 핑계로 삼으려고 할 것이다. 이스라엘의 베냐민 네타냐후 총리가 비상사태를 이용해 의회 소집을 무력화하고 국가정보기관인 신베트(Shin Bet)로 하여금 모든 사람의 휴대폰을 도청하도록 한 것이 대표적인 사례이다. 헝가리에서는 "코로나 바이러스 쿠데타"가 일어나서 빅토르 오르반(Viktor Orban) 대통령이 포고령으로 무기한 통치할 수 있는 권한을 획득하고 반대 언론에 재갈을 물리고 있다. 이로써 프랑코 사망 이후 처음으로 유럽에 독재 체제가 부활했다.

바로 그렇기 때문에 우리는 현재와 미래의 감염병에 효과적으로 대응하기 위해서 대중의 용기를 모으고, 과학에 근거해서 대응하며, 보편적 건강보험과 공공 의료의 포괄적 체제라는 자원을 활용하는 민주적인 모델에 대해 논의해야 한다. 그렇지 않으면 우리는 이 상시적 비상사태의 시대에 리더십을 독재자들에게 넘겨주게 될 것이다.

---

* 이스라엘 총리 관저

서문

우리 집 앞의 괴물

지난 한 달 동안 이곳에서 벌어진 악은 징조였다.[1]

반 스리솜분 마을의 촌장

1918년 나의 외삼촌을 비롯한 4,000만 명에서 1억 명의 희생자를 낸 인플루엔자 팬데믹과 같은 역병의 시대에는 개인이 당한 고통을 명확하게 그려내기 어렵다. 세계대전이나 기근이 일어난 시기의 감염병 창궐은 인간의 감정적 이해를 넘어서는 종(species) 차원의 대규모 죽음이 발생한다. 결과적으로 희생자들의 신체적 고통 외에 그들의 인격이 거대한 비극의 검은 물결에 가려지면서 고통은 배가된다. 카뮈의 말처럼 "죽은 자는 누군가가 그의 주검을 보지 않는 한 실체가 없으며, 역사 속의 수많은 시체도 상상 속의 연기에 지나지 않는다."[2] 누구도 추상적인 죽음의 무덤 앞에서는 크게 애도하거나 울부짖지 않는다. 다른 일부 사회적 동물과 달리 인간에게는 이웃 부족의 몰락에 자동으로 반응하는 집단적인 애도 본능이나 생물학적 연대감이 없다. 실제로 우리는 흑사병, 쓰나미, 학살, 인종청소, 고층빌딩의 붕괴와 같은 상황에 대한 최악의 반응으로 심술궂게 대하거나, 종종 극도로 기뻐하는 경우도 있다. 대재난을 당해서 애도를 하기 위해서는 먼저 대재난을 의인화해야 한다. 예를 들어, 우리가 『안네 프랑크의 일기』를 읽거나 홀로코스트 박물관의 비참한 유물을 보기 전까지는 "최종 해결책(Final Solution)*"에 대해 감정적인 충격을 받지 않는다. 보고 나서야 눈물을 흘릴 수 있는 것이다.

세계보건기구가 수년 내에 1억 명의 사망자를 낼 수 있을 것으로 우려하는 감염병인 조류 인플루엔자의 위험성은 아마도 프라니 통찬(Pranee Thongchan)과 그녀의 딸 사쿤탈라(Sakuntala)의 이야기에서 가장 가슴 아픈 사례를 찾을 수 있을 것이다. 실제로 죽어가는 열한 살 소녀가 젊은 엄마의 품에 안겨 있는 모습은 하나의 피에타(pieta)였고, 이는 미국을 비롯한 여러 국가의 정부들이 위험한 인플루엔자라는 유행이 임박한 명백한 위험으로부

* 나치의 "유대인 문제에 대한 최종 해결책"은 유럽의 유대인을 조직적으로 대량 학살하는 것이었다.

터 세계를 보호하지 못하고 있음을 고발하는 이 작은 책의 집필에 동기를 제공했다. 이 모녀의 비극에 대한 개인적이고 감정적인 차원의 접근은 조류독감이 많은 사람이 예상하듯이 HIV/에이즈에 이어 세계로 퍼져 큰 역병이 된다면 우리가 잃게 될 것이 무엇인지를 정확하게 보여준다.

반스리솜분(Ban Srisomboon)은 태국 북부 캄펭펫(Kamphaeng Phet)주에 위치한 400여 가구의 마을로 낡은 사원과 궁전이 있는 고장이고, 관광객은 거의 없지만, 바나나로 유명한 쾌적하고 조용한 지역이다. 다른 태국 시골과 마찬가지로 반스리솜분 주민들도 닭 사육에 열중하고 있다. 그들은 현금 수입을 위해 가금류를 방목해서 키우고, 그 수입을 국민적 관심사인 싸움닭에 투자한다. 그런데 2004년 8월 말 들어서 『페스트(The Plague)』의 초기 장면에 등장하는 오란(Oran)의 쥐들처럼 마을 곳곳에서 닭들이 원인 모르게 죽어가기 시작했다. 그러나 카뮈의 유명한 소설에 등장하는 불운한 농장주들과는 달리, 반스리솜분의 농부들은 죽은 닭들이 2003년 11월부터 태국 전역에 음성적으로 퍼지고 있던 조류 인플루엔자에 걸린 것이라는 사실을 알아차렸다.

바이러스학자들이 "H5N1"이라는 유전자 번호판을 붙인 이 아형의 독감 바이러스는 1997년 홍콩에서 물새로부터 인간으로 감염된 것이 처음 밝혀졌고, 당시에 감염된 열여덟 명 가운데 여섯 명이 사망했다. 홍콩의 모든 가금류에 대한 필사적인 살처분으로 첫 발병은 억제되었지만, 바이러스는 "소리 없는 저장고"로 불리는 집오리에 잠복했을 가능성이 높다. 그러다가 2003년에 중국과 동남아시아 전역에서 갑자기 엄청난 규모로 다시 등장했다. 연구자들은 H5N1이 마치 마이클 크라이튼(Michael Crichton)의 오래된 스릴러 소설 『안드로메다 스트레인(The Andromeda Strain)』에 등장하는 종말의 날 병원체처럼 닭과 인간 모두에서 "병원성이 점차 강해지고 있다는" 사실을 발견하고 경악했다. 2004년 첫 3개월 동안 베트남과 태국에서 인간 사망자가 추가로 보고되면서 1억 2,000만 마리가 넘는 닭과 오리가 살처분되었고, 감염병 창궐을 막기 위한 국제적인 대응이 대대적으로 이루어졌다. 도살된 가금류의 대부분은 소규모 농부나 계약 재배자들의 것이었는데, 이들 중 상당수가 손실을 입고 완전히 파산했다.

따라서 반스리솜분의 가장들은 몹시 어려운 진퇴양난의 상황에 직면했다. 이들은 한편으로는 이 질병이 닭뿐만 아니라 자녀들에게도 정말 위험하다는 것을 알고 있었으며, 법적으로 당국에 신고해야 한다는 것을 알고 있었다. 다른 한편으로는 정부가 소중한 싸움닭을 포함한 모든 가금류를 즉시 살처분할 것이라는 사실도 알고 있었다. 공식적인 보상액은 마리당 20바트(약 50센트)에 불과했지만, 싸움닭은 최대 1만 바트의 가치가 있었으며 한 가족의 중요한 재산이었다.[3]

방콕의 신문들은 마을이 이 모순을 어떻게 해결했는지에 대해 서로 다른 보도를 내놓았다. 한 기사에서는 마을 주민들이 발병 사실을 숨기고 무사히 넘어가기를 바랐다고 한다. 다른 기사에 따르면, 닭들이 이상하게 많이 죽어가고 있다고 농업부에 두 번이나 신고했지만 관리들이 마을을 조사하지 않았다고 한다. 어느 경우이든 간에 사쿤탈라의 삼촌인 솜삭 라엠파콴(Somsak Laemphakwan)은 훗날에 기자들에게 자기는 죽은 새들이 감염병을 퍼뜨리지 않도록 깊이 매장했다고 말했다. 이런 조치에도 불구하고 얼마 지나지 않아 마을의 여느 아이들처럼 매일 새들과 접촉했던 그의 조카에게 의심 증상인 복통과 열이 시작되었다. 솜삭은 조카를 근처 진료소로 데려갔지만 간호사는 조카의 병을 심한 감기라고 일축했다. 하지만 5일 후 사쿤탈라는 피를 토하기 시작했고, 캄펭펫(Kamphaeng Phet, 인구 2만 5,000명)에 있는 지역 병원으로 급히 후송되었다. 사쿤탈라의 상태가 계속 악화되자 이모인 프라놈 통찬(Pranom Thongchan)은 방콕 인근의 의류 공장에서 일하고 있던 사쿤탈라의 엄마에게 전화를 걸어 빨리 집으로 돌아오라고 전했다.[4]

프라니는 바이러스성 폐렴 말기로 피를 토하면서 숨을 헐떡이고 있는 딸을 발견하고 까무러치게 놀랐다(폐렴은 천천히 질식하여 사망한다). 간호사들에 따르면, 그녀는 그날 밤 내내 딸을 팔에 안고 키스하고 어루만지며 사랑의 말을 속삭였다고 하는데, 그러한 사랑이 어린 소녀의 공포와 고통을 조금이나마 덜어주었기를 바란다(이 사건은 1918년에 여덟 살이었던 나의 어머니의 기억, 즉 걸음마를 배우던 어린 삼촌이 새어머니 품에서 숨을 거두었던 기억을 떠올리게 하는 사건이어서 나에게는 특히 가슴 아프게 다가왔다).

병원에서는 사쿤탈라의 사인을 '뎅기열'이라고 기록했고, 조직 검체를 채취하지 않은 채 화장했다. 장례식에서 프라니는 근육통과 피로감을 호소했고, 가족들은 딸의 중병을 감기로 오진했던 진료소로 그녀를 데려갔다. 끔찍하게도 이전의 무능한 대응이 반복되어, 진료소에서는 슬픔과 탈진으로 몸살이 난 것이라고 프라니를 안심시켰다. 그녀는 공장으로 복귀했지만 곧 쓰러져 병원으로 실려 갔고, 딸이 사망한 지 2주 만인 9월 20일에 세상을 떠났다. 그녀의 나이는 겨우 스물여섯 살이었다.

공중보건 당국이 프라니에 대한 부검 결과를 기다리는 동안 프라니의 여동생인 프라놈(Pranom)도 비슷한 증상으로 격리 치료를 받고 있었다. 다행히 의사들은 조류독감을 의심하고 신속하게 오셀타미비르(oseltamivir, 타미플루)라는 강력한 항바이러스제를 투여했는데, 이 약은 발병 초기에 투여하면 가장 치명적인 인플루엔자 변종에 대해서도 탁월한 효과를 발휘하는 것으로 입증되었다. 프라놈이 회복되는 동안, 다수의 남성들이 방독면과 흰색 보호복을 입고 여러 조로 나뉘어 긴장한 채로 당시에 "위험구역(red zone)"으로 지정된 반스리솜분에 진입해서 그곳에 남은 새들을 모두 살처분해서 포대에 담아 땅에 묻었다. 고무장화와 우비를 입은 다른 대원들은 "학생들로 가득 찬 픽업트럭부터 삼륜 트랙터까지 보이는 모든 것"에 소독제를 뿌렸다. 공포에 질린 분위기 속에서 마을 주민들은 서로를 멀리했지만, 기침이나 재채기를 하기 시작하면 조류독감에 걸린 것일까 겁에 질려 지역 병원 응급실로 달려갔다.

그들의 공포에는 이유가 있었다. 9월 28일, 세계보건기구는 프라니가 사쿤탈라로부터 직접 감염되었을 가능성이 높다고 발표했고, 이는 1997년에 출현한 독성이 강한 이 새로운 조류독감이 처음으로 사람 간에 감염된 사례로 기록되었다. 세계보건기구와 태국 정부는 프라니의 죽음의 의미를 축소하려고 했지만 — 한 관리는 "바이러스에 걸리면 으레 죽는다"라고 했다 — 인플루엔자 연구자들은 이 발표가 세계 언론의 헤드라인을 장식하고 경각심을 불러일으킬 만한 일이었다는 사실을 알았다. 만약 조류 바이러스가 인간 인플루엔자 바이러스로부터 인간 감염을 가능하게 하는 유전자를 획득했다면, 프라니는 현재의 기록대로라면 감염자의 3분의 2가 죽게 되는 (조류에서 인간으로 전파되는) 감염병에 의한 첫 희생자에 불과했을 수도 있었다.

앞으로 살펴보겠지만, 조류독감 위협의 본질은 악몽과 같은 독성을 지닌 변종 인플루엔자가 진화하여 최근 세계 농업 자본주의가 만들어낸 생태적 틈새에 자리 잡았고, 고도로 도시화되고 대부분 가난한 인류 사이로 팬데믹의 속도로 확산할 수 있게 해줄 유전자 한두 개를 찾고 있다는 점이다. 이는 주로 인간에 의해서 인플루엔자 바이러스에 가해진 진화적 압력의 결과물이다. 해외 여행, 습지의 파괴, 기업의 "축산 혁명", 그리고 제3세계 도시화에 따른 거대 슬럼의 동반 성장 등 인간이 유발한 환경적 충격이 인플루엔자로 하여금 놀라운 다윈주의적 변이성을 획득하고 이 작은 행성에서 가장 위험한 생물학적 세력 중 하나가 되게 한 원인이다. 마찬가지로, 이 질병과 다른 신종 감염병에 대한 우리의 끔찍한 취약성은 도시 빈곤 지역의 밀집된 환경, 감염병이 "수익성 없다"고 판단한 제약업계의 백신 개발 소홀, 가난한 국가는 물론 일부 부유한 국가들에서 나타나는 공중보건 인프라의 악화 혹은 붕괴라는 상황으로부터 형성되었다. 다시 말해, 반스리솜분을 방문한 악은,

휴면 상태에서 깨어난 고대 감염병 — 역사적인 상황으로부터 동떨어진 감염병이 존재할 수 있다면 모르겠지만 — 이 아니라 우리가 의도치 않게 그러나 결정적으로 개입하여 만들어낸 새로운 질병이었다. 그리고 반스리솜분 마을 주민들이 공언했듯이, 이것은 분명 '징조'였다.

1장

빈곤의 독성

최악의 악몽은 새로운 것이 아닐 수 있다.[1]

리처드 웨비(Richard Webby)와 로버트 웹스터(Robert Webster)

인플루엔자는 익숙하면서도 잘 알려지지 않은 질병이다. 중등도부터 심한 열과 마른기침이라는 특징으로 대부분 감기와 쉽게 구별되지만, 인플루엔자 A는 인후통, 두통, 근육통, 결막염, 현기증, 구토, 설사 등, 이른바 "유행성 감기, 카타르(catarrh), 몸살"로 불리는 질병들과 겹치는, 매우 광범위한 증상을 보일 수 있다. 인플루엔자 환자에게 항생제 처방이 광범위하게 이루어지고 있다는 사실은 다수의 의사들에게 바이러스 감염과 박테리아 감염을 구별하는 것이 어렵다는 사실을 드러내는 증거이다. 한 세계적인 권위자는 "인플루엔자의 증상이 상당히 변화무쌍하다는 것이 이제는 인정되고 있다"고 서술했다. "따라서 인플루엔자는 임상 증상만으로는 다른 급성 호흡기 감염과 쉽게 구별할 수 없으며, 공식적으로 인정된 인플루엔자 유행기에 인플루엔자 증상으로 검사한 환자 가운데 실제로 인플루엔자 감염자로 확진되는 사람은 검사자의 절반 정도인 것으로 나타난다."[2]

진단이 추측에 불과하다면 인플루엔자 사망률에 대한 정확한 통계조사는 거의 불가능하다. 팬데믹 기간이 아닌 경우, 인플루엔자는 사망 원인의 극히 일부만을 구성한다. 독감은 기도 점막에서 먼지와 세균을 제거하는 섬모상피세포를 파괴함으로써 박테리아에 의한 2차 감염을 조장한다. [1918-1919년 독감 유행 당시에 판데믹을 일으킨 병원균으로 오인된 헤모필루스 인플루엔자(*Haemophilus influenzae*)균은 자주 동반되는 것으로 잘 알려진 세균이다]. 인플루엔자 A와 폐렴을 일으키는 세균은 치명적인 상승작용을 일으키는 것으로 알려져 있으며, 그중 황색포도상구균(*Staphylococcus aureus*)과 폐렴구균(*Streptococcus pneumoniae*)이 특히 나쁜 경과를 보인다. 이런 특성 때문에 세균성 폐렴은 인플루엔자 사망의 가장 흔하거나 적어도 가장 명확하게 동반되는 원인이다. 그렇다면 인플루엔자로 인한 사망 사례를 나머지 폐렴 사망 사례들과 어떻게 구별할 수 있을까? 1847년 인플루엔자 유행기에 영국의 일반등록사무소(General Register Office)* 장관 윌리엄 파(William Farr)가 처음 관찰한 것처럼, 온대지방의 국가에서는 감염의 계절성이 명확하기 때문에(북반구의 경우 10월부터 3월까지가 유행기이다), 겨울철 급증기의 사망률에서 연평균 사망률을 단순 차감하여 초과 사망률을 대략적으로 계산할 수 있다.[3]

현재는 역학자들이 정교한 회귀 모델을 사용하고 있지만, 북미와 유럽에서는 여전히 연간 초과 사망률로 인플루엔자 사망률을 추정하고 있다. 그러나 기존의 보고 범주인 "폐렴 및 인플루엔자"가 인플루엔자의 치명적인 영향을 축소하고 있다는 사실이 최근에 분명해졌다. 겨울에 허혈성 심장질환, 당뇨병, 뇌혈관 질환에 의한 사망률이 급증하는 것이 대부분 매년 유행하는 독감의 영향일 수 있으며, 역으로 "인플루엔자 백신 접종은 일차성 심정지, 재발성 감염성 심근염, 심장질환 및 뇌졸중 위험을 큰 폭으로 감소시키는 것과 관련성이 있다"는 것이다.[4] 연구자들은 현재 인플루엔자로 미국에서 매년 3만 6,000명에서 5만 명이 사망하며, 그 대부분은 고령자, 특히 가난한 노인들이라고 믿고 있는데, 이는 독감이 겨울철에 찾아오는 성가신 질병이라는 평범한 이미지와는 맞지 않는 사실이다.[5] 안타깝게도 영아와 노인이 주로 사망하는 감염병은 젊은이나 중장년층이 사망하는 질병만큼 큰 주목을 받지 못한다.

미국의 독감 사망률을 추정하는 것이 어려운 만큼, 세계 각국의 인플루엔자 사망률도 추측에 불과하다. 한 연구팀은 "개발도상국에서는 인플루엔자가 미치는 영향이 과소평가되고 과소 추정되고 있다"고 지적한다.[6] 세계적으로 매년 100만 명이 독감에 의해 사망한다고 알려져 있지만, 인플루엔자는 소위 '사망의 주범(captains of death)'이라고 불리는 질병* 가운데 현재

* General Register Office는 영국 잉글랜드와 웨일스 지방의 출생, 사망, 결혼, 시민권, 사산, 입양 등을 기록하는 기관이다.

가장 덜 알려져 있으므로 사망자의 실제 규모는 훨씬 더 클 수 있다. 예를 들면 중국이나 인도는 세계보건기구에 독감 통계를 보고하지 않는다.[7] 게다가 열대지방 국가들에서는 인플루엔자 발생에 계절성이 뚜렷하지 않기 때문에 초과사망률을 추정하기가 어렵다. 이런 데이터 부족 때문에 아시아나 아프리카에는 인플루엔자 발병이 많지 않다는 고정관념이 강화되었다.

열대 지방에서 호흡기 감염으로 인한 사망률이 높은 주요 요인은 결핵이지만, 최근 연구에 따르면 급성 호흡기 사망의 대부분은 바이러스에 의한 것이며 열대 지방의 인플루엔자 사망률은 적어도 중위도 지역과 비슷한 수준이라고 한다. 실제로 "감염은 영양실조, 열대성 질환 및 HIV 등의 기저질환으로 이미 취약한 개발도상국 사람들의 건강에 상대적으로 더 큰 영향을 미칠 수 있다".[8] 또한, 인플루엔자로 인한 영아사망률은 저소득 열대국가에서 상당히 높을 것으로 추정된다.[9]

사하라 이남 아프리카는 인플루엔자의 실체가 가장 파악되지 않은 곳이다. 이 지역은 세계보건기구가 주도하는 글로벌 독감 감시 네트워크의 가장 약한 고리인데, 최근 몇 년 사이에 코트디부아르, 잠비아, 짐바브웨는 국가 부채와 파산 위기를 호소하며 국가의 독감 감시 체계 운영을 중단했고, 현재는 남아프리카공화국과 세네갈만이 독감 사례를 적극적으로 추적하고 아형을 분리하고 동정할 실험실 자원을 보유하고 있을 정도이다. 아프리카의 여타 지역에서는 심각한 독감 사례가 말라리아로 오인되거나 '급성 호흡기 감염'이라는 큰 범주로 분류되는 것이 일반적이다. 그러나 2002년에 의료체계를 위기에 빠뜨렸던 마다가스카르에서의 유행이나, 그로부터 6개월 후에 2

* 결핵, 폐구균성 폐렴 등 사망률이 높은 (급성) 호흡기 감염을 'captains of the men of death'이라 한다.

차 폐렴으로 이어지는 비율이 충격적으로 높았던 콩고 민주공화국 에콰테르주(Equateur Province)에서의 폭발적인 유행처럼 아프리카에서 매년 유행하는 독감은 종종 폭발적인 지역 유행을 일으키기도 한다.[10]

제3세계의 인플루엔자는 역사 기록도 거의 찾아보기 어렵고 제대로 연구되지 못했다. 1918-1919년에 인류 종말과도 같은 대유행을 일으킨 인플루엔자는 — 세계보건기구는 이를 "인류 역사상 질병에 의한 가장 치명적인 사건"이라고 했다 — 임박한 조류 인플루엔자의 위협에 대해 공중보건 전문가들이 가장 크게 우려할 때 본보기로 삼는 사건이다.[11] 두 세대에 걸쳐 문화적인 기억 상실에 빠져 있던 끝에, 최근 몇 년간 '스페인 독감'의 역사와 유산에 대한 대중의 관심이 극적으로 되살아나고 있다(스페인 독감으로 불리는 이유는 당시에 중립국이었던 스페인의 검열을 받지 않는 신문들이 유행의 발생을 최초로 보도했기 때문이다).

한편 새로운 팬데믹의 위협으로 1918년에 유행했던 바이러스에 대한 다각적인 연구가 이어지고 있다. 바이러스의 분자 구조, 바이러스의 출현에 관한 수수께끼에 둘러싸인 경위(재배열 혹은 재조합?), 지리적인 기원(미국 캔자스의 군 기지, 프랑스의 참호, 중국 남부가 진원지로 제시되고 있다),[12] 그리고 그 독특한 감염 양상(젊은 성인에서 특이하게 높은 사망률을 보였음) 등이 그 예이다. 그러나 1918년 팬데믹에 대한 새로운 연구가 증가함에도 불구하고, 이 질병이 1918-19년 당시 다수의 사망자를 발생시켰던 영국령 인도에서의 질병 생태에 관한 관심은 놀라울 정도로 낮다.

인플루엔자가 인도에 미친 막대한 영향은 의심의 여지가 없다. 지난 수십 년 동안 세계 팬데믹 사망률에 대한 권위 있는 지침은 1927년에 미국의학협회가 후원하고, 저명한 ≪감염병 저널(Journal of Infectious Disease)≫의 편집자이자 수년간 사망 통계를 면밀히 연구해 온 에드윈 옥스 조던(Edwin Oakes Jordan)이 저술한 『유행성 인플루엔자(Epidemic Influenza)』였다. 그

표 2 1918-1919년 팬데믹 사망률: 개정판

세계	(a) 2,164만	(b) 아시아 4,880만~1억
아시아	1,578만	2,600만~3,600만
인도	**1,250만**	**1,850만**
중국	……	4,000만~9,500만
동인도	80만	150만
유럽	216만	150만
아프리카	135만	238만
서반구	140만	154만
미국	55만	68만

(a) Jordan, 1927, (b) Johnson and Mueller, 2002 [13]

는 1918년 가을의 급격한 사망률 증가 — 당시 미국의 기대 수명이 10년이나 감소했다 — 를 근거로, 인플루엔자 자체의 데이터가 없었음에도 불구하고 팬데믹 사망자 수를 추정할 수 있었다(**표 1** 참조). 조던은 인플루엔자로 인한 세계 사망자 수가 2,000~2,200만 명(세계 인구의 약 1%)이며, 인도에서만 전체의 사망자 중 거의 60%에 가까운 1,250만 명이 사망한 것으로 추정했다. (반면 미국의 독감 사망자는 세계 사망자의 3%에 불과했다.) 그러나 2001년 9월 케이프타운 대학교에서 열린 감염병 대유행의 역사에 관한 국제 컨퍼런스에서 의학 인구통계학자인 니얼 존슨(Niall Johnson)과 유르겐 뮬러(Juergen Mueller)는 조던의 추정치가 "터무니없이 낮다"고 이의를 제기했다. 이들은 최신 연구를 검토한 결과 "인플루엔자 대유행으로 인한 세계의 사망자 수는 5,000만 명 정도인 것으로 보인다"는 결론에 도달했다. 또한 두 사람은 "이 막대한 수치조차도 실제 사망자 수보다 훨씬 낮을 수 있으며, 아마도 100%까지 과소평가되었을 수 있다"고 경고했다. 즉, 사망자 수가 실제로는 1억

명에 가깝거나 당시 세계 인구의 5% 이상이었을 가능성이 있다는 것이다. 이들은 (주로 1918년 9월 이후의 치명적인 2차 인플루엔자 유행으로 인한) 인도의 사망자를 1,850만 명으로 계산했지만, 다른 학자는 2,000만 명일 가능성이 더 높다고 보고 있다.[14]

인도가 이례적인 사망률을 기록한 것은 무엇 때문일까? "기근과 팬데믹이", I. 밀스(I. Mills)가 주장했다, "서로 악영향을 주고받아서 일련의 재앙을 형성했다". 실제로 이 두 가지 요인은 1918년 가을에 절묘하게 동기화되었다. 인도 상황에 관한 몇 안 되는 학술 논문 중 하나에서 밀스가 설명한 것처럼 6월에 (병력 수송선의 승무원들을 통해) 봄베이*에 소규모의 첫 번째 팬데믹이 발생했는데, 바로 그때 남서부 몬순이 인도의 서부와 중부 대부분 지역에 영향을 미치고 있었고, 이로 인한 가뭄으로 봄베이, 데칸, 구자라트(Gujarat) 베라르(Berar), 특히 중부 및 연합 주(Cenatral and United Provinces)에서 곡물 가격이 치솟고 기근이 발생했다. (밀스가 언급하지는 않았지만, 영국으로의 곡물 수출과 전시 징발 관행도 의심할 여지없이 물가 상승과 식량 부족에 기여했다.) 기근이 악화되던 9월, 더 치명적인 두 번째 인플루엔자 유행이 봄베이를 통해 다시 찾아왔다.[15]

이는 현대 제3세계의 역사에서 자주 보는 일종의 연쇄 반응(또는 재난의 양성 되먹임)으로 이어졌다. 밀스는 "봄베이주에서 초기 작물을 수확하고 후기 작물을 파종하는 시기에 심각한 2차 [인플루엔자] 유행이 찾아왔다. 인구의 50%가 넘게 감염되었던 것으로 추정되고, 가장 생산성이 높은 연령대인 20-40대에 감염이 집중되면서 농업 생산에 미친 영향이 극심했다"고 기록했다. 곡물 생산 면적이 5분의 1로 감소한 반면, 주요 작물의 가격은 두 배로

* 인도 서부의 중심 도시. 원래 지명은 뭄바이(Mumbai)였는데 영국 식민지 시절에 봄베이로 개칭되었다가 1995년에 뭄바이로 환원되었다.

올랐다.[16] "공중보건 조직의 완전한 부재는 기아에 시달리는 주민에 대한 감염병의 영향을 다시 배가했다." 라지 왕조(The Raj)는 인도 군대를 유지하기 위해 농민에게 막대한 세금을 부과했지만 농촌 지역의 의료를 위해서는 아무것도 지출하지 않았다. ("의무총감(Surgeon-General)은 만약 질병에 걸린 사람들에게 즉각적인 의료지원과 적절한 영양을 제공할 수 있었다면 사망률을 줄일 수 있었을 것이라고 인정했다.")[17] 괄리어주(State of Gwalior) 농업국장이었던 미국인 선교사 사무엘 히긴바텀(Samuel Higginbottom)은 친구에게 다음과 같은 편지를 보냈다. "인플루엔자는 공포스럽다. 매일 수백 개의 시신이 강에 떠내려가고 있다. 인도 전체에 대한 공식적인 수치는 발표되지 않았지만 내가 담당하는 괄리어주의 마을에서는 10월과 11월의 사망률이 20-60%에 달했다. 콜레라, 페스트 등 인도가 겪어온 다른 어느 감염병도 인플루엔자만큼 사망률이 높았던 적은 없었다."[18]

시골에서 필사적으로 빠져나온 난민들이 봄베이를 비롯한 여러 도시의 빈민가로 몰려들었고, 그곳에서 인플루엔자로 수만 명이 죽어갔는데, 인도의 민족주의 성향 신문인 ≪영 인디아(Young India)≫에 따르면 "기댈 곳 없는 쥐처럼" 죽어 나갔다.[19] 밀스는 사망률이 유럽인이나 부유한 인도인보다 봄베이의 카스트가 낮은 사람들 사이에서 거의 8배나 많은 사망자가 발생하는 등 매우 "계급 편향적"이라고 강조하며, 가난한 사람들은 감염에 대한 면역반응을 억제하는 영양실조와 만연한 세균성 폐렴의 불길한 상승작용의 희생자였던 것 같다고 했다.[20] 인구가 밀집된 도시 빈민가 이외의 지역에서 독감 사망률은 일반적으로 흉작이 없는 인도 동부보다는 기근이 심한 서부 지역에서 가장 높았다.

아마도 중국, 동인도 제도, 심지어 연합군의 봉쇄로 도시 빈민, 특히 여성과 어린이의 칼로리 섭취량이 위험할 정도로 부족했던 독일에서도 굶주림은 인플루엔자로 인한 사망률에 유사한 영향을 미쳤을 것으로 추정된다. 물론 팬데믹을 다루는 모든 저자들은 빈곤, 불량 주택, 부적절한 식단과 팬데믹 사이의 특별한 친화성에 주목했다. 보스턴부터 봄베이에 이르는 항구 도시의 빈민 지역은 팬데믹이 더 치명적인 형태로 확산하는 데 특히 유리한 조건을 제공하는 것으로 보인다.[21]

팬데믹은 다른 유행성 감염병과도 밀접한 협력 관계를 형성했다. 이란이 그런 사례에 해당하는데, 역사학자 아미르 아프카미(Amir Afkhami)의 면밀한 연구에 따르면 이란은 당시 인구 1,100만 명의 8~22%에 달하는 사망자가 발생해서 주요 국가 중 상대적으로 가장 높은 사망률을 기록했다. 팬데믹은 중립국으로 여겨지던 이 나라의 영국 주둔군에게 봄베이로부터 수송된 군 보급품을 따라 들어왔다. 이란은 이미 수년간의 가뭄과 기근, 콜레라 창궐, 군대의 약탈로 몸살을 앓고 있었다. 게다가 영국은 대규모 영지의 잉여 곡물을 무자비하게 징발하여 기근을 더욱 악화시켰고, 굶주린 주민을 위한 식량을 거의 남기지 않았다.[22]

그런데 아크파미는 이란에서 인플루엔자 사망률 증가의 주요 요인은 기아보다는 말라리아라고 주장한다. 그는 지역 주민과 영국군 중 인도인 부대 모두에서 말라리아 발생률과 인플루엔자 사망률 사이에 극적인 상관관계가 있음을 발견했다. 마슈하드(Mashhad)처럼 말라리아가 만성적으로 유행하는 도시는 말라리아 발생률이 낮은 테헤란(Tehran)에 비해 인플루엔자 사망률이 3배나 높았다. 팬데믹 사망률이 절정에 달했던 11월은 매년 "이란인 사이에서 삼일열 말라리아 발생이 절정에 달하는 시기"와 일치했다. 아크파미는 또한 이란인과 인도인을 비롯한 말라리아 환자들은 빈혈을 앓고 있으며, 호흡기 감염에 취약한 것으로 악명이 높다고 지적한다.[23]

따라서 빈곤, 영양실조, 만성 질환, 그리고 중복 감염(co-infection)은 1918년 당시 인플루엔자가 여러 인구 집단에 부과한 세금의 세율을 결정하는 강력한 결정요인이었다. 실제로 세계적인 팬데믹은 각 지역의 사회경제적 여건과 공중보건 상태에 따라 형성된 개별적인 유행의 총합이었다. 인도와 이란과 같은 일부 국가에서는 (기아, 말라리아, 빈혈과 같은) 공동 요인이 작용해서 인플루엔자 및 2차 감염에 의한 사망에 비선형적인 상승효과를 일으켰다. 1918년 팬데믹에 관한 대부분의 문헌은 프랑스에 주둔한 미군 원정군의 건강하고 식량 공급도 충분했던 젊은 병사 등 젊은 성인에 집중적으로 발생한 특이한 사례에 초점을 맞추었지만, 거의 모든 국가에서 나타난 사회 계급과 치사율 간의 상관관계도 그 못지않은 놀라운 일이었다.

2 장
홍콩의 새들

조류독감 바이러스의 진화에 새로운 국면이 시작된 것 같다.
바이러스가 인간에게 직접 침투하는 길을 찾아낸 것이다.[1]

얍 카우스미트(Jaap Goudsmit)

1997년 4월, 홍콩은 매년 겨울 홍콩의 딥 베이(Deep Bay)와 마이포(Mai Po)습지*를 찾아오는 철새를 기념하는 우표 세트를 발행했다. 딥 베이의 맹그로브 습지는 민물과 바닷물이 만나는 곳으로 "새들의 먹이가 풍부한" 곳이며, 마이포는 지금은 고층 빌딩이 즐비한 위안랑과 틴수이와이 신도시로 둘러싸여 있지만 "국제적으로 중요한 습지"로 지정될 만큼 풍요로운 조류 서식지이다.[2] 1997년 당시만 해도 신제지역(New Territories)에는 가금류 산업이 번성하여 생가금류 시장['재래시장(wet market)'이라고도 불린다]에서 오리, 거위, 닭을 판매할 수 있었고, 이는 도시의 모자이크와 같은 다양성의 일부를 형성했다.

새로운 철새 기념우표에 등장하는 새 중에 잘생긴 중간 크기의 오리인 흰뺨검둥오리가 있다. 북미의 사촌보다 약간 큰 이 새의 수새는 짙은 색 부리와 하얀 목, 광택이 나는 녹색의 머리와 볏을 가지고 있다. 이들은 시베리아 동부에서 번식한 후 매년 가을 주강 삼각주**와 마이포 습지로 이동한다. 논에서 먹이를 먹거나 담수 연못에서 헤엄치는 것을 좋아하며, 주로 이런 곳에서 중국 남부 농업의 필수 요소인 집오리와 자주 접촉한다. 홍콩 청오리에서 확인된 독감 아형 중에는 H5N1이 있다. 이 사실 때문에 홍콩 청오리가 종말의 오리가 될 가능성이 크다.

철새 기념 우표가 발행되기 한 달 전인 1997년 3월, 위안랑과 마이포 습지 인근의 한 농장에서 닭들이 죽기 시작했고, 명백한 고병원성 조류 인플루엔자(Highly Pathogenic Avian Influenza, HPAI)의 증상을 보였다. 피트 데이비

* 딥 베이(后海灣)는 홍콩 원롱구와 광둥성 선전시 사이에 있는 만. 마이포 습지(米埔濕地)는 홍콩의 유엔롱 근처 산틴에 위치한 습지로 자연 보호 구역이며 1995년 마이포 습지와 내부 딥 베이는 람사르 습지로 지정되었다.

** 주강(珠江) 삼각주는 중국 주강 하구의 광저우, 홍콩, 선전, 마카오를 연결하는 삼각지대를 중심으로 하는 지역이다. 영어로는 펄 리버(Pearl River)로 불린다.

스(Pete Davies)는 유행 당시의 상황을 이렇게 설명한다. "끔찍한 일이다. 바이러스가 혈류를 통해 퍼져서 모든 조직과 장기를 감염시킨다. 뇌, 위, 폐, 눈에서 피를 흘리며 전신 출혈을 일으켜 닭볏에서부터 발톱까지 새들이 말 그대로 녹아내린다."[3] 이 병은 인근 가금류 농장 두 곳으로 퍼졌고, 고병원성 조류인플루엔자가 발생했을 때 종종 그렇듯이 거의 모든 새들이 죽었다. 홍콩대학교 연구진은 이 바이러스가 1959년에 처음 분리된 H5N1 아형이라는 사실을 밝혔다.

이른바 '가금류 감염병(fowl plaque)'의 끔찍한 병태생리는 1878년에 처음 기술되었지만, 그 병원체는 1955년이 되어서야 인플루엔자 A인 것으로 확인되었다. 모든 인플루엔자와 마찬가지로 고병원성 조류인플루엔자는 여러 국가, 대륙, 반구(hemisphere)에 걸쳐서 닭과 칠면조 사이에 예기치 않게 발생한다는 점에서 본질적으로 설명이 어려운 질병이다. 최근까지는 1959년부터 1997년 홍콩에서 갑자기 발생한 것까지 단 열 다섯 건의 국지적 발생이 있었을 정도로 비교적 드물게 발생했다. 이 모든 고병원성 조류인플루엔자 유행은 H5 또는 H7을 포함하는 인플루엔자 아형에 의해 발생했는데, 연구자들은 이들 헤마글루티닌(적혈구응집소)이 분절 부위(cleavage site)에 추가적인 염기 아미노산을 포함하고 있어 바이러스가 더 다양한 조직과 아마도 다양한 종에 침입하여 그 독성을 증폭시키는 것으로 추정하고 있다.[4] 그러나 이런 조류 슈퍼 바이러스가 인간에게 위협이 된다는 증거는 전혀 없었으며, 심지어 병에 걸린 새를 돌보고 고병원성 조류인플루엔자로 인한 집단폐사 후의 청소를 담당한 가금류 종사자들에게도 위협이 되지 않았다. 종간 장벽은 넘어설 수 없는 것으로 여겨졌다.[5]

4월에 농업 당국이 남은 병든 닭을 살처분한 후 고병원성 조류인플루엔자는 사라진 것처럼 보였다. 그런데 5월 중순에 이전까지 건강했던 세 살 남자아이가 인후통, 발열, 복통으로 구룡지구의 퀸엘리자베스병원에 입원했다.

최고 수준의 집중 치료에도 불구하고 아이의 상태는 걷잡을 수 없이 악화되었고, 결국 5월 21일 사망했다. 의사와 간호사들은 바이러스성 폐렴, 급성호흡곤란증후군(ARDS), 라이 증후군(Reye's syndrome), 그리고 마지막으로 신부전 및 간부전 등 아이의 작은 몸을 괴롭힌 연속되는 재앙에 경악을 금치 못했다. 지역 보건부는 사망한 아이의 인후에서 채취한 분비물을 검사한 결과 종류를 확인할 수 없는 특이한 인플루엔자 아형을 발견했고, 6월에 냉동 검체를 세계보건기구의 협력 연구소 네 곳 중 두 곳[애틀랜타의 미국 질병통제센터와 런던의 영국 국립의학연구소(NIMR)]과 네덜란드 로테르담의 국립 인플루엔자 센터에 보냈다.

로테르담의 연구팀이 치명적인 변종의 정체를 최초로 밝혀냈다. 바이러스가 보유하고 있던 그 어떤 항혈청(antiserum)과도 반응하지 않아 당황한 연구팀은 8월 초, 인플루엔자 연구 권위자인 로버트 웹스터(Robert Webster)의 멤피스 연구소에서 가져온 장기 보관용 H5N1 시약으로 바이러스를 검사했다. 로테르담 팀은 놀라움 속에 양성 반응을 확인했다.[6]

네덜란드의 결과는 곧 애틀랜타와 런던에서도 확인되었지만, 아직 어느 누구도 H5N1이 실제로 종의 장벽을 넘어 홍콩의 어린이를 죽게 했다는 사실을 받아들일 준비가 되어 있지 않았다. 홍콩의 공중보건 과학자들이 자신도 모르게 오염된 샘플을 제출했다는 것이 더 그럴듯해 보였다. 추측만 할 수는 없었던 네덜란드는 전문가들을 홍콩으로 파견했고, 미국 질병통제센터와 세계보건기구도 그 뒤를 이어 홍콩으로 가서 연구소의 상황을 재확인했는데, 이 전문가 중에는 웹스터도 포함되어 있었다. 그들은 이내 중국 측의 절차가 빈틈없이 진행되었고 오염이 없었다는 사실을 확인했다. 사인은 H5N1이 맞았고, 웹스터가 나중에 밝혀낸 것처럼, 3월에 닭들을 폐사시킨 변종과 거의 동일한 바이러스였다. 단 세 개의 아미노산 차이에 불과한 헤마글루티닌 돌연변이가 조류 바이러스로 하여금 인간 세포의 빗장을 열고 아

이를 감염시킬 수 있게 했던 것으로 보인다.[7]

이는 패러다임 전환을 이루는 놀라운 발견이었다. 이 H1N1 변종은 교과서에서 예상했던 재배열(reassortant)에 인한 변종이 아니라 아주 작은 유전적 소변이(genetic drift)의 도움을 받아 인체에 침투할 수 있게 된 바이러스였다. 불가능해 보였던 종간 도약이 이루어졌다면, H5N1과 인간 독감 바이러스가 중복 감염된 사람의 폐에서 유전자의 재배열을 하지 못할 이론적 근거가 없었다. 즉 돼지가 바이러스 변종 생성의 필수 매개체가 아닐 수도 있었다. 따라서 치사율이 무서울 정도로 높은 대유행이 임박했을 수 있으며, 홍콩의 국제적 독감 전문가팀이 아이의 정확한 감염 경로를 밝히는 것이 절실해졌다.

가장 그럴듯한, 아이가 홍콩 신제지역 농장이나 현지 생가금류 시장에서 병든 닭과 접촉했을 것이라는 가설은 가능성이 희박한 것으로 판명되었다. 실제로 연구자들이 확인할 수 있었던 유일한 조류 접촉은 아이가 다니던 유치원에서 애완용으로 키우던 병아리와 새끼 오리 몇 마리뿐이었다. 이 어린 새들은 원인 모르게 죽었고, 연구자들이 수고를 아끼지 않고 놀이 공간의 먼지를 열심히 검사했어도 바이러스의 흔적은 발견되지 않았다. 반면에 광범위한 혈액 검사를 실시한 결과, 아이와 접촉한 사람들 중 일부, 즉 놀이 친구 한 명, 간호사 한 명, 그밖에 몇 명에게서 H5N1에 대한 항체가 발견되었다(그러나 직계 가족 중에는 없었다). 가금류 관련 종사자 다섯 명도 바이러스와 접촉했다는 면역학적 증거를 보였지만 발병한 사람은 없었다. 그러는 동안에 추적은 막다른 골목에 이르렀고 추가 발병 사례도 나타나지 않았다. 아이의 죽음은 아마도 우연이었을 것이다. 국제 전문가들은 귀국했다.

바이러스학자들은 실험실에서 관찰한 H5N1/97의 강한 독성에 불안감을 감추지 못했다. "이 바이러스는 일반 독감 균주보다 훨씬 빠르게 증식했고, 일반 독감 균주가 살 수 없는 세포에서도 증식했으며, 계란에서 배양하려 하니 계란을 죽였다." 홍콩의 과학자 림(Lim)은 "이 바이러스는 마치 외계인과 같았다"고 말했다. 실제로 조지아주 애선스의 수의학 연구자들이 최근 분리된 이 인간 변종 바이러스를 가금류 무리에 감염시켰을 때, 하루 만에 모든 개체가 죽었다. 지금껏 이렇게 빠른 살상력을 가진 바이러스를 본 적이 없었던 과학자들은 겁에 질려 즉시 생물학적 방호복을 입고 항바이러스제를 복용했다. 이 사건은 홍콩 바이러스의 연구에 필요한 안전 규정에 대한 논란을 촉발시켰다. 인플루엔자 진단 실험실들, 적어도 미국의 실험실들은, 이 정도로 강력한 바이러스를 다룰 때 필요한 엄격한 유출 방지 체계를 갖추지 못했다. 연방정부의 생물안전 지침은 마치 공상과학 공포소설 속의 악몽과도 같은 주인공처럼 행동하는 인플루엔자를 상정하지 않고 있었다. 현재 대부분의 연구자 사회에서 H5N1 연구는 소수의 생물안전 3등급+ 또는 4등급 실험실로 제한해야 한다고 결정했지만, 몇몇 과학자들은 이런 제한에 반발했다(이들은 나중에 안전을 소홀히 했다는 비난을 받았다). 그 배경에는 러시아 또는 중국의 실험실에서 유출된 것이 거의 확실시되는 H1N1 균주가 일으킨 1977년의 집단발병에 대한 기억이 숨어 있었다.[8]

1997년 발병에 대한 언론 보도에는 기상이변에 대한 언급이 없었지만, 그 해는 홍콩의 기상관측 기록상 가장 습했던 해였고, 태평양 지역의 대규모 엘니뇨 현상이 여름 내내 중국 남부에 태풍과 폭우를 가져왔다. (홍수가 감염을 확산시킨 가금류 배설물을 씻어버렸을까?) 겨울이 시작될 무렵 팬데믹 위협이 불쑥 찾아왔을 때 도시는 여전히 물에 잠겨 있었다. 11월 6일에 심장질환이 있는 6세 어린이가 독감 증상으로 입원했고, 곧 회복되었지만 실험실 분석 결과 H5N1에 감염되었던 것으로 확인되었다. 2주 후, 10대 청소년 한 명과 성인 두 명 — 서로 접촉력이 없는 사람들이었다 — 도 이 바이러스에 감염되어 입원했다. 최첨단 집중 치료에도 불구하고 바이러스성 폐렴이나 지난 5월에 돌잡이 아기를 사망에 이르게 했던 섬뜩한 합병증을 막지 못했고, 12월이 되자 환자 중 두 명이 사망했다. 애틀랜타, 멤피스, 그리고 도쿄로부터 독감 전문가들이 홍콩으로 다시 모여들었다. 세계보건기구는 팬데믹 특별 대책본부를 구성하고 최악의 상황에 대비했다.

홍콩은 공황에 빠지기 직전 상황이었다. 당시 홍콩은 막 중국으로 반환된 상태였지만, 현지 언론은 새로운 감염병에 관해 자유롭게 보도했다. 야당 정치인들은 퉁치화(Tung Chee-hwa) 행정부가 위협에 대한 대응에 있어 조금이라도 주저하는 듯한 태도를 보이면 맹공을 퍼부었다.[9] 12월 한 달 동안 홍콩 전역에서 새로운 감염자가 무작위적으로 나타나면서 대중의 불안감은 더욱 커졌다. 게다가 정기적인 독감 철이 일찍 시작되어 H5N1과 유행하는 H3N2 인간 바이러스 간의 중복감염 및 유전자 재배열 가능성이 높아졌다.

상황이 1918년과 유사하다는 것이 분명해지고 있었다. 1918년의 조상들과 마찬가지로, H5N1 바이러스는 건강한 성인에게 강한 독성을 나타냈다. 11월 초부터 12월 말까지 새로 진단된 열일곱 건의 사례 중 여덟 명의 어린이는 모두 다행히 합병증 없이 회복되었지만, 아홉 명의 10대 및 성인 환자 중 다섯 명은 바이러스성 폐렴과 급성호흡기증후군으로 목숨을 잃었다. 그나마 다행이자 과학적 역설인 것은, 바이러스가 인체에서 매우 효율적으로 복제하는 데에는 성공했지만, 감염력은 그에 상응하는 수준에 이르지 못했다는 점이었다. 그럼에도 불구하고 필사적이었던 홍콩 당국은 예방적인 조치로 항바이러스제 리만타딘(rimantadine)의 세계 공급량 가운데 큰 비중을 사들였다.

그러던 12월 중순, 갑자기 가금류 농장과 도시 시장에서 닭들이 죽어나가기 시작하면서 "조류 인플루엔자 역학조사의 잃어버린 고리"가 드러났다. 봄에 사라졌던 가금류 감염 사태가 이제 도처에서 벌어졌다. H5N1은 도시에 있는 닭의 최소 20%를 감염시켰고, 소수의 집오리와 거위도 감염되었다. 도시의 새들이 보유한 바이러스 부하(virus load)는 불길할 정도로 임계치에 가까워지는 것처럼 보였지만, 대도시 한복판에서 벌어지고 있는 대규모의 동물 감염이 어떤 결과를 초래할지를 가늠하는데 참고할 만한 전례는 없었다. 그런데 공중보건 종사자들은 대부분의 환자가 가금류와 직접 접촉한 적이 있다는 사실을 밝혀냈고, 따라서 H5N1이 사람에서 사람으로 감염되는 능력을 획득했을 가능성은 낮은 것으로 평가할 수 있었다.[10] 반면에 감염된 가금류 중 일부는 광둥성에서 왔으며, 과학자들은 진단되지 않았거나 정치적인 이유로 은폐된 집단발병이 이미 주강 삼각주의 다른 지역에도 일어나고 있을 것이라고 우려했다. (그 전해에 광둥성의 거위들 사이에 집단발병이 있었다는 증거가 이후에 드러났다.)

홍콩 정부는 중국의 나머지 지역에 대한 공중보건 대책을 강구할 수는 없었지만, 시민들을 보호하기 위해서는 단호하게 행동했다. 과학자들로부터 한순간도 지체해서는 안 된다는 경고를 받은 홍콩 당국은 12월 27일, 도시와 그 주변 지역의 살아있는 가금류 160만 마리를 모두 살처분하도록 명령을 내렸고, 광둥성으로부터 살아 있는 조류의 수입을 금지하고 홍콩의 시장들을 소독했다.

살처분이 시행되기 전날, 필리핀 출신 가사 노동자가 조류독감 확진 판정을 받았고, 다음 희생자는 누구일지 도시 전체가 불안에 떨었다. 그해 겨울 내내 모든 재채기, 기침, 열이 불안의 근원이 되었다. 의료진은 초조함 속에서 매일, 매주 심각한 인플루엔자나 호흡곤란 증상을 보이는 모든 사례를 검사하고 또 검사했다. 1월 중순에 사망한 가사 노동자를 제외하고는 H5N1의 흔적이 더는 발견되지 않았고, 동남아시아의 경제 위기에 관한 기사들이 독감을 화제의 중심으로부터 밀어내기 시작했다. 당국은 매우 조심스럽게 살아있는 오리와 거위의 판매 금지 조치는 유지했지만, 살아 있는 닭과 육상 가금류의 판매를 재개하도록 허용했으며, 이에 더해서 광둥성에서 수입되는 모든 가금류에 대해 인플루엔자 검사를 실시했다.

연구자들은 “H5N1 대유행을 예방했다기보다는 피했다”는 사실을 알고 있었지만 시 당국은 승리를 자축했다. 폭풍의 중심에 있었던 홍콩 미생물학자 3인방, 즉 관이(Guan, Yi), 말릭 페이리스(Malik Peiris), 켄 쇼트리지(Ken Shortridge)는 “H5N1/97 바이러스가 한두 번의 돌연변이를 더 일으키면 대유행을 일으킬 능력을 획득할 가능성이 있다”고 했다. 이 연구자들은 또한 바이러스의 계보를 밝혀나가기 시작했다. 연구진은 수생 조류의 인플루엔자가 어떤 메추라기(quail)라는 혼합 용기에서 스스로 재배열한 후에 숙주를 닭으로 바꾸었다는 증거를 발견했다. 근원이 되는 수생 조류로 짐작되는 두 종류의 물새는 거위, 그리고 바로 쇠오리(teal)였다.[11]

3 장
복잡한 전개

집단 감염은 이야기처럼 일관된 줄거리가 있어야 한다.[1]

필립 모티머(Philip Mortimer)

1993년 옥스퍼드 대학 출판부(Oxford University Press)는 록펠러 대학`의 스티븐 모스(Stephen Morse)가 편집한 신종 및 재출현 바이러스에 관한 평론집을 출간했다. 에이즈가 세계적으로 확산되고, 아프리카에서 에볼라 집단 감염이 발생한 시기에 쓰인『신종 바이러스(Emerging Viruses)』는 글로벌 경제 및 환경 변화로 신종 바이러스의 진화와 종간 전파가 가속화되고 있으며, 그중 일부는 인간면역결핍바이러스(HIV)만큼 치명적일 수 있다고 경고했다. 이 책 서문에서 미국 국립보건원의 리처드 크라우스(Richard Krause)는 세계화가 가져온 새로운 질병 생태를 지적했다. "미생물은 사회 경제적 변화, 인간 행동의 변화, 대격변(catastrophe) 등을 통해서 생겨나는 '기회의 흐름'을 타고 번성한다. … 이런 변화는 이전에는 소규모 집단발병에 그칠 사건을 부채질해서 대규모의 유행으로 키울 수 있다."[2]

이런 대격변 가운데 하나는 제3세계의 도시화와 이에 따라 전 세계의 빈곤층이 시골로부터 새로운 거대 도시 주변에 생겨나는 빈민가로 이주하는 현상이다. 향후 세계 인구 증가의 95%가 남반구의 가난한 도시에서 이루어질 것이며, 이는 질병 생태계에 막대한 영향을 미칠 것이다. 많은 인구가 열악한 환경에 집중되는 현상은 세계 인구 증가 자체보다 윌리엄 맥닐(William McNeill)이 "재앙 보존의 법칙"이라고 부르는 현상의 밑바탕이 되고 있다.[3]

맥닐은 시카고 대학교의 저명한 질병생태 역사학자이다. 그는 다음과 같이 썼다.

> 바이러스 숙주의 개체 수(혹은 잠재적 숙주의 개체 수)가 증가함에 따라 복제, 돌연변이, 재조합, 그리고 선택의 기회가 증가하여 바이러스 집단에 큰 진화적 변화가 일어날 확률도 함께 증가한다는 것은 분명한 사실이다. 세계 인구가 (그리고 인간이 키우는 동식물이) 증가함에 따라 새로운 유행성 질병이 창궐할 가능성도 필연적으로 증가할 수밖에 없다. 에이즈는 인류 최초의 '신종' 바이러스 감염병이

아니며, 마지막이 되지도 않을 것이다.[4]

맥닐은 또 다른 글에서 "배고픈 바이러스의 관점에서 보면, 수십억의 인간은 어마어마한 양의 먹잇감이 되어주고 있는데, 아주 최근까지만 해도 그 양은 현재의 절반에 불과했다"고 썼다.[5]

맥닐의 우울한 원리는 실제로 인간의 영향을 받는 생물권의 복잡한 구조에서 어떻게 작용하고 있을까? 도시화, 세계경제, 그리고 자연환경 사이의 방대한 상호 연결망을 개념화하려고 실제로 시도한 드문 연구 중 하나로, 최근에 과학자들이 국제적인 팀을 구성해서 서아프리카에서 급증하는 부시미트(bushmeat) 유통의 의미를 살펴봤다. 2004년 ≪사이언스≫에 실린 이들의 논문은 중국 남부 등의 지역에서 인플루엔자 출현에 대한 인식론적인 모델을 제시한다.

서아프리카의 폭발적인 도시 성장(2025년까지 도시 인구가 6,000만 명에 달할 것으로 예상된다)으로 동물성 단백질에 대한 수요가 계속 증가하고 있다. 전통적으로 서아프리카 사람들은 동아시아인과 마찬가지로 생선을 단백질의 주요 공급원으로 섭취해 왔으며, 일부 국가에서는 어업이 노동력의 거의 4분의 1을 고용하는 주요 산업이다. 그런데 아프리카의 어선들은 정부 보조금을 받으면서 기니만에서 저인망식으로 생선을 잡아들이는 유럽의 현대식 어선들의 경쟁 상대가 될 수 없었다. 이런 대형 공장식 어선들은 외국 국적의 무단 조업을 하는 어선들과 함께 "상업적 가치가 가장 높은 어류를 불법적으로 선별해 내고서 … 잡아 올린 물고기의 70~90%를 부산물로 분류하여 바다에 버린다"고 한다. 그 결과, 1977년과 비교해서 어족자원이 절반 이하로 감소했으며 현지 시장에서 생선은 더 귀해지고 더 비싸졌다. 점점 더 많은 부시미트(400여 종의 육상 척추동물의 고기를 통칭하는 말)가 생선을 대체하여 연간 약 40만 톤의 야생동물이 사냥되어 서아프리카 식탁에 올려지고 있다. 어족자원 감소를 초래한 과정과 마찬가지로, 이런 정도의 사냥은 지속 불가능하며 포유류 생물자원은 이제 야생동물의 다양성을 근본적으로 위협할 정도의 속도로 감소하고 있다.[6]

이 매혹적이고 머리 아픈 연구의 저자들은 원인을 추적해 가는 과정에서 매우 중요한 몇 가지 지점을 연결하지 못했지만, 이들은 의심의 여지없이 그 연결점의 중요성을 인식하고 있었다. 하나는 삼림 벌채인데, 대부분 외국계인 벌목 회사들이 서아프리카 해안에 남아있는 열대우림을 파괴하고 있다. 사냥꾼들이 공식적인 야생동물 보호구역 내에서도 밀렵을 일삼고 있지만, 부시미트의 거래는 대규모 벌채와 그 노동자들의 식량 수요와도 불가분의 관계에 있으며, 그 결과 인간과 야생동물 간의 생물학적 접촉면이 급격히 확대되었다. 과거에는 고립되어 있던 열대우림과 산악지대의 미생물 저장고가 도시의 식량 경제에 의도치 않게 통합되었고, 이 '기회의 흐름'을 타고 동물로부터 인간으로 바이러스가 옮겨온 사례들이 생겨났다. 물론 가장 악명 높은 것은 에이즈(HIV/AIDS)인데, 연구자들은 HIV-1은 인간이 침팬지를 잡아먹은 결과 발생했으며, 서아프리카에 주로 발생하고 있는 HIV-2는 검댕망가베이 원숭이 섭취와 관련이 있다고 보고 있다.[7]

최근 중국 남부에서 일어난 도시화-산업화 혁명이 서아프리카의 도시 인구 증가만큼이나 생태계에 심대하고 광범위한 영향을 미치고 있다고 믿을 만한 이유는 넘쳐난다. 오랫동안 인플루엔자 진화의 중심지로 여겨지고 있는 광둥성은 세계 최고의 수출 제조업 기지이자 포스트모던 시대의 맨체스터*가 되었으며, 이곳에서 생산되는 장난감, 운동화, 스포츠 의류, 값싼 전

* 인구 292만 명으로 영국에서 세 번째로 큰 도시인 그레이터맨체스터의 일부를 이루고 있다. 작은 고장이었던 맨체스터는 19세기 산업혁명 시기에 방적산업이 발달하면서 세계 최초의 산업도시가 되었다.

자제품이 지구촌 곳곳에서 소비되고 있다. 1978년부터 2002년까지 이 성의 GDP는 매년 13.4%라는 놀라운 성장률을 기록했으며, 주강 삼각주 지역의 도시에 거주하는 인구는 성 전체 인구의 32%에서 70%로 증가했다. 1997년에 홍콩이 중국에 반환되면서 탄력을 받은 이 놀라운 지역적 변화는 일련의 사회경제적 발전을 동반했으며, 이는 바이러스 수출자인 광둥성의 입지를 더욱 공고히 할 것으로 보인다.

인플루엔자 발생의 주요 매개변수에는 인간과 동물 개체의 밀도, 서로 다른 종간의 접촉 강도, 그리고 만성호흡기질환 또는 면역질환의 유병률 등이 있다. 삼각주의 인구 밀도는 제곱킬로미터당 약 1,273명으로 매우 높다. 이곳 인구의 상당 부분이 (특히 산업화의 중심지인 선전(Shenzhen)에서는 대다수가) 농촌 이민자 또는 '농민공'으로 불리는데, 이들은 도시 지역의 공장과 수많은 시골 마을 사이를 끊임없이 오가는 '뜨내기 노동자'들이다. 영구적인 거주 허가를 받지 못한 이 노동자들은 과밀한 기숙사나 빈민가에서 생활하며, 정식 등록된 주민에 비해 현대적인 의료 서비스를 받을 가능성이 낮다. 한편, 시장 경제가 도입된 이후 국가의 의료비 부담률은(1978년 34%에서 2003년 20% 미만으로) 급격히 감소했다. "아픈 사람의 약 50%는" 황옌중(Yanzhong Huang)이 설명한다, "의사의 진료를 받지 않는다. 본인 부담금이 매우 높기 때문이다".[8] 그리고 마구잡이로 진행된 산업화 때문에 모든 종류의 환경 유해물질과 독소에 대한 노출이 증가했다. 예를 들어 삼각주 지역은 대기 오염이 중국의 다른 지역보다 24배에 이를 정도로 심각하다. 주민들은 그 결과로 산업 스모그와 다량의 이산화황 배출과 관련된 전형적인 호흡기 문제(그리고 아마도 암 발병)로 고통을 받고 있다.

특히 도시 곳곳에 살아 있는 동물을 거래하는 재래시장이 있어서 광둥성의 도시화는 인간과 동물 사이의 미생물 교류를 감소시키기보다는 오히려 강화했을 가능성이 높다. 산업체의 고용으로 소득이 증가하면서 지역 주민들은 육류를 더 많이 섭취하고 쌀과 채소를 덜 섭취하고 있다. 그중 가금류의 소비가 가장 극적으로, 1980년 이후 두 배 이상 증가했다. 광둥성은 중국의 3대 가금류 생산지이자 무려 7억 마리 이상의 닭을 사육하고 있다. 즉, 이렇게 엄청난 규모의 밀집된 가금류가 높은 밀도의 인구, 많은 수의 돼지, 그리고 어디에나 존재하는 야생 조류와 공생하고 있다. 좁은 계사에서 사육되는 닭의 경우, "때로는 돼지우리 바로 위에 계사를 배치해서 닭의 배설물이 돼지의 사료통으로 떨어지는 경우도 있다".[9] 게다가 도시가 확장되고 농장 면적이 줄어들면서 기숙사와 공장 부근의 자투리땅에 텃밭이 생겨나면서 도시 주민과 가축 사이에 더욱 밀접한 접촉이 이루어지게 되었다. 마지막으로 광둥성은 야생동물 고기의 거대한 시장이기도 하다. 생계형 수요가 야생동물 거래를 주도하는 서아프리카와는 달리, 이국적인 동물에 대한 중국인들의 선호는 고대 동종 요법에 대한 믿음에서 비롯된 것으로, 그 수요는 사그라지지 않고 있으며, 라오스가 (베트남을 경유해서) 살아 있는 동물의 주요 공급처이다.[10]

1997년 가을, H5N1의 두 번째 물결이 시작될 때부터 홍콩의 모든 사람들은 광둥성과 중국 남부 지역의 상황을 초조하게 살폈다. 베이징의 한 신문은 광둥성에 조류독감이 발생했다고 보도했다가 압력을 받고 기사를 철회해야 했다.[11] 세계보건기구의 요청에 따라 미국 질병통제센터는 광저우와 선전의 연구진에게 H5N1 진단 키트를 보내 모든 연구진이 동일한 원칙에 따를 수 있도록 했다. 1월 중순, 비자 문제로 잠시 실랑이를 벌인 끝에 세계보건기구 최고의 조사단이 일주일간의 광둥성 방문을 허락받았다.

세계보건기구의 방문은 3월에 중국 국립 인플루엔자 센터의 관리하에 진행하는 중국 남부 지역에 대한 인플루엔자 감시 계획이 채택되는 결실을 맺었다. 의료인들은 급성 호흡기 질환 사례를 보고하고 경과를 관찰하는 데 특히 주의를 기울일 것을 요청받았다. H5N1의 인체 감염 사례는 발견되지 않았지만, 그해 여름에 광둥성과 중국 남부 지역에 일반 독감인 H3N2의 예기치 않은 큰 유행이 발생했다.

미생물학 교과서에서처럼 단순한 세계에서는 각각의 바이러스 아형이 인내심을 가지고 전면에 나서게 될 차례를 기다릴 것으로 상상한다. 하지만 새로운 감시 체계를 통한 연구 결과, 1999년 늦겨울에 순위를 침탈하는 사례가 발견되었다. 그해 3월에 홍콩 과학자들은 두 명의 소아 환자에게서 H9N2을 발견하고, 같은 시기에 광둥성에서 다섯 건의 "공식적으로 확인되지 않은" 사례가 보고되자 놀라움을 금치 못했다. 생명을 위협하는 사례는 없었지만, 종간 장벽에 또 다른 구멍이 발견되었다는 사실은 불안감을 주기에 충분했다. 이 새로운 변종은 그 이전 해에 관, 페이리스, 쇼트리지(Guan, Peiris, and Shortridge)가 메추라기목 새에서 분리한 H9N2와 매우 유사했다. 하지만 이 바이러스가 유일한 H9은 아니었다. 홍콩의 한 도축장에서 돼지를 대상으로 한 조사 결과, 메추라기에서 유래한 변종을 가진 개체 외에도 오리에서 유래한 바이러스 특유의 H9N2를 가진 개체도 발견되었다. 또한 유전자 분석결과, 이 H9 메추라기 변종이 세 가지 변종 간의 유전자 교환을 통해서 1997년의 살인 바이러스를 만들어냈다는 사실이 밝혀졌다. H5N1의 내부 단백질은 이 H9N2의 단백질과 거의 일치했다.[12]

H9N2가 H5N1 유전자 재배열의 전 단계 변종이었고, 그 자체로도 인간에게 감염될 수 있다는 사실을 인지하게 됨에 따라 이야기는 놀라울 정도로 복잡해졌다. 이제 비선형적인 복잡성이 이야기를 지배하게 되었다. 실제로 무슨 일이 벌어지고 있는지 더 잘 이해하기 위해 이관, 페리스, 쇼트리지가 이끄는 홍콩대학교 연구팀은 광둥성 바이러스의 세계를 전례 없이 자세히 조사하기로 결정했다. 연구팀은 조류 개체군에서 얼마나 많은 아형과 변종이 돌고 있는지, 그리고 가장 중요한 것으로 이들이 어떻게 상호 작용하고 있는지 알아내고자 했다. 2000년 7월부터 1년 동안 연구진은 광둥성 산터우시의

생가금류 시장에서 거래되는 오리들로부터 바이러스를 조심스럽게 분리했다. 이들이 2003년 여름에 발표한 연구 결과는 인플루엔자 진화를 이해하는 틀을 근본적으로 바꾸는 결과를 가져왔다.

첫 번째로, 연구진은 예상 밖으로 놀라울 정도의 유전적 다양성을 발견했다. 53가지의 H9 아형을 포함해서 거의 500가지에 달하는 서로 다른 인플루엔자 변종을 발견했다. 둘째, 연구진은 유전자 재배열이 이전에 상상했던 것보다 훨씬 더 흔한 현상이라는 것을 확인했다. 유전자 세그먼트들은 인플루엔자의 다양한 네트워크를 통해 활발하게 거래되고 있었다. 이전에는 "인플루엔자 유전자가 대체로 수생 조류에서 생겨나서 다른 동물로 옮겨지는 것으로 생각되었다". 이제 연구진은 바이러스가 오리에서 가금류로, 그리고 그 반대로도 전파되면서 진화하고 있다는 충분한 증거를 발견했다. "조류 사이의 종간 장벽은 이전에 예상했던 것보다 훨씬 더 투과성이 높았다. 인플루엔자 바이러스 숙주의 확대에 따른 이질성의 증가는 인플루엔자 유전자 풀이 수생 조류에 국한되어 진화적으로 정체되어 있는 것이 아니라, 더 확장된 역동성 있는 유전자 풀 안에서 지속적인 변화의 흐름이 일어나고 있다는 결론에 이르게 한다"고 설명한다.[13] 또는 미국의 바이러스 학자인 리처드 웹비(Richard Webby)의 표현처럼 "양동이 안에서 진화가 엄청나게 진행되고 있다"고 할 수 있다.[14]

중국 남부의 산업화는 이미 매우 복잡한 생태계의 중요한 매개변수를 변화시켜 조류 인플루엔자와 비조류 인플루엔자 바이러스의 접촉면을 급격하게 확대시켰을 것이다. 종과 종 사이의 인플루엔자 전파 속도가 빨라지면서 팬데믹을 일으키기 전단계 균주의 진화도 빨라졌다. 달리 말하자면, 홍콩 연구팀은 인플루엔자의 진화는 하나의 경로를 밟는 것이 아니라, 마치 포스트모던 소설처럼 서로 관련이 없는 여러 개의 경로를 밟으면서 경주를 벌여, 피비린내 나는 결론에 이르게 될 것이라는 사실을 드러냈다.

그 사이 H5N1은 다시 홍콩을 포위하고 있었다. 2001년 2월과 3월 사이에 감시 네트워크는 시장 닭, 메추라기, 꿩, 비둘기에서 여러 변종 바이러스를 발견했다. 몇 달 후, 한국은 중국으로부터 수입된 오리고기에서 H5N1을 분리했다. 이후 실험실 분석 결과, 이 H5N1 유전자형은 1997년 균주와는 별개의 재조합이며, 2000년 후반에 거위 바이러스가 "오리로 건너가 그곳에서 다른 수생 조류로부터 유래한 미확인 인플루엔자 바이러스와 재배열 된" 변종일 가능성이 가장 유력하다는 사실이 밝혀졌다. 연구자들은 이 신종 H5N1이 이전 변종보다도 병원성이 더 강하다는 사실을 발견하고 경악했다. 5월이 되자 홍콩의 시장에서 닭들이 다시 죽기 시작했고, 시 정부는 새로운 변종이 인간에게 감염되거나 H9N2와 재조합을 일으키기 전에 가금류를 강제 살처분할 것을 다시 한번 명령했다.[15]

야생 조류라는 저장고로부터 가금류, 포유류 간의 유전적 이동이 너무 많아서 연구자들은 지역적인 조류 살처분만으로는 앞으로의 유행을 성공적으로 억제할 가능성이 희박하다고 생각하기 시작했다. 2002년 2월 H5N1이 다시 재발했을 때, 홍콩 대학의 최고 바이러스학자인 이관 교수는 ≪차이나 데일리(China Daily)≫와의 인터뷰에서 이제는 정말로 과감한 조치가 필요하다고, 살아 있는 가금류를 없애야 한다고 말했다. 이관은 "나는 우리가 양계 농장, 가금류 시장, 그리고 생닭 수입을 모두 없애야 한다고 믿는다"고 말했다. 팬데믹 위협의 본질을 알지 못하는 가금류 업계는 과학자들이 미쳤다고 비명을 질렀다. "조류 인플루엔자는 인간의 독감과 마찬가지로 박멸할 수 없다. 그렇다고 조류독감을 없애기 위해 가금류 산업을 없애는 것은 말이 안 된다. 그것은 무지한 행동이 될 것이다."[16] 당국도 이에 동의한 듯 90만 마리의 닭을 추가로 살처분하라는 명령으로 대응을 제한했다.

12월, H5N1이 자연 숙주를 학살하기 시작하면서 교과서적인 이론은 다시 한번 혼란에 빠졌다. 홍콩의 유명 공원 두 곳에서 오리는 물론 거위, 홍학, 백조, 해오라기, 왜가리 등이 죽기 시작했고, 인플루엔자의 병원성에 대한 면역력이 있는 것으로 여겨졌던 청둥오리들도 심한 신경 장애 증상을 보였다. 죽은 오리는 수생 조류와 육상 조류 사이에 H5N1 돌연변이가 양방향으로 이동하고 있다는 사실을 뒷받침하는 논쟁의 여지가 없는 증거였다.[17] 과학자들은 광둥성에서 인가되지 않은 가금류 백신의 불법적인 사용으로 항원 소변이(antigenic drift)가 가속화되었다고 우려했다. 다른 연구자들은 치명적인 H5N1 변종이 야생 오리떼에 들어가서 매년 시베리아나 알래스카 호수로 이동하는 경로를 따라 퍼질 수 있을 것이라고 추측했다.[18] (2004년에 유엔 식량농업기구(FAO)는 노보시비르스크(Novosibirsk)의 러시아 연구진이 그 전 해에 시베리아 서부 차니 호수(Lake Chany)의 야생 청둥오리로부터 홍콩 변종과 95% 일치하는 H5N1을 실제로 발견했다는 사실을 알게 되었다.)[19] 어쨌든 쇼트리지, 페이리스, 관이 어느 논문에서 침울하게 지적했듯이, 조류의 H5N1 감염은 이제 "박멸할 수 없는" 질병이 되었다.[20] 그 와중에 홍콩은 공원을 폐쇄하고 사랑받던 야생 조류를 살처분했다.

두 달 후인 2003년 2월 초에, 한 일곱 살 소녀가 어머니, 언니, 오빠와 함께 푸젠(Fujian)성을 방문했다가 급성 호흡기 질환으로 사망했다. 소녀는 정확한 사인을 밝히기 위한 조치를 취하지 않은 채 매장되었다. 홍콩으로부터 죽어가는 딸의 곁으로 달려온 그녀의 아버지 역시 병에 걸려서 홍콩으로 돌아온 지 9일 만인 2월 중순에 사망했고, 8살인 아들은 심한 호흡곤란 증상까지 겪었지만 결국 회복했다.[21] 아버지와 아들은 모두 공원의 오리를 죽인 것과 동일한 H5N1 변종에 감염된 것으로 확인되었다. 유전자 염기서열 분석 결과 1997년에 처음 발생한 균주와 먼 친척 관계인 것으로 밝혀졌다. 헤마글루티닌은 같은 계통에서 유래했지만 내부 단백질과 뉴라미니다아제는 다른 곳에서 진화한 것이었다. 일부 연구자들은 이 가족의 친척이 닭을 키우고 있었기 때문에 푸젠성에서 인플루엔자에 감염된 것으로 추측했고, 오리나

가금류에서 대규모 조류 인플루엔자가 발생한 적이 없다는 중국의 주장에 회의적이었다.[22] 어쨌든 전문가들은 빠르게 진화하는 H5N1의 독성이 증가하고 있다는 증거가 추가적으로 나오자 고민에 빠졌다. 세계보건기구는 상황을 팬데믹 경보단계로 격상했고 공중보건 당국자들은 다시 안전벨트를 매야 했다.

4 장

팬데믹의 충격

인류는 운 좋게 탈출에 성공했다.[1]

로빈 와이즈(Robin Weiss)와 안젤라 맥린(Angela McLean)

2003년에 조류로부터 인간으로 감염되는 H5N1이 홍콩에서 최초로 분리되기 직전에, 세계보건기구 베이징 사무소는 광둥성(Guangdong)에서 "미지의 감염병"으로 일주일 사이에 100명 이상의 사망자가 발생했다는 경고 메일을 받았다. 의료 종사자와 식품 취급자가 특히 많이 감염되었다고 했다. 광둥성의 수도 광저우(Guangzhou)에서는 공포에 질린 주민들이 의료용 마스크와 항생제, 그리고 호흡기 질환에 대한 민간요법 치료제로 여겨지는 식초를 사재기하고 있었다. 며칠이 더 지나서야 중국 보건당국은 감염병의 유행을 마지못해 인정하며, "비정형 폐렴(atypical pneumonia)"으로 다섯 명이 사망했으며, 이 병은 지난 해 11월에 포산(Foshan)에서 시작하여 약 300명을 감염시켰지만 현재는 "통제되고 있다"고 했다. 중국은 감염병 확산 정보를 세계보건기구에 알리지 않고 숨겨 왔다는 사실을 인정했지만, 사망자들은 모두 인플루엔자 바이러스 음성 판정을 받았다고 강조하면서 국제사회를 안심시키려 했다. 그러나 원인균에 대해서는 지방정부와 중앙정부가 서로 다른 설명을 내놓았다. 광둥성 정부는 마이코플라스마 뉴모니아균(Mycoplasma pneumoniae)을 원인으로 지목한 반면, 베이징 당국은 클라미디아균(Chlamydia)이 원인이었다고 주장했다. "광둥성의 보건부 대변인은 기자단에게 앞으로 정보 창구를 공산당 홍보실로 일원화할 것"이라고 함으로써 보건당국의 발표는 신뢰성이 더욱 떨어졌다.[2] 이런 통제로도 인터넷을 통해 소문이 퍼지는 것을 막을 수 없었고, 당국은 "이 질병에 대해 보도하는 의사나 언론인은 국가기밀 누설죄로 고발될 수 있다"고 위협했다.[3]

경험 많은 인플루엔자 연구자들은 중국의 공식 입장에 매우 회의적이었다. 조류독감의 유행으로 많은 새들이 죽고 있는 홍콩 상황을 고려한다면, 이 미지의 폐렴이 사실은 오랫동안 우려해 왔던 팬데믹의 시작이라고 의심하는 것은 당연한 일이었다. 게다가 광둥성의 폐렴 유행이 보고된 지 얼마 지나지 않아 두 명 혹은 세 명의 H5N1 인체 감염 사례가 확인되었다. 이것은 우연이었을까? 정황 증거는 최악의 시나리오를 가리키고 있었다. 또한 중국 남부와 세계를 연결하는 관문인 홍콩에서 이 질병이 발생한다면, 그 바이러스는 금방 비행기를 타고 외부 세계로 퍼져나갈 수 있을 것이었다.

연구자들이 훗날 감염 경로를 재구성한 결과, 그해 2월 셋째 주에 정확히 그 일이 일어났었다. 폐렴 환자를 진료하던 광저우의 한 의사는 2월 21일 가족의 결혼식에 참석하기 위해 홍콩에 도착했다. 당시에 이미 몸 상태가 좋지 않았던 그는 메트로폴 호텔(Metropole Hotel) 9층에 숙박했고, 감염 경로는 끝까지 밝혀지지 않았지만 같은 층에 투숙한 다른 16명이 바이러스에 감염되었다. 전문 용어로 이 의사는 '수퍼전파자(superspreader)'였다. 미국 질병통제센터는 감염 사례들을 추적해서 감염 전파의 흐름도를 작성했는데, 홍콩인 195명, 싱가포르인 71명, 베트남인 58명, 캐나다인 29명, 아일랜드와 미국인 각각 1명이 메트로폴 호텔로부터 기원한 바이러스에 감염된 것으로 나타났다. 나중에 세계보건기구 국제유행경보대응네트워크(Global Outbreak Alert and Response)의 과학자들은 "홍콩의 한 호텔 한 층에서 단 하루 동안 숙박한 한 사람으로부터 세계적인 감염병 유행이 시작되었다"며 놀라워했다.[4]

메트로폴 호텔 감염 사례 중 세계보건기구의 관심을 사로잡은 첫 사례는 하노이(Hanoi)에서 발병하여 위중한 경과를 보인 중국계 미국인 사업가였다. 병원의 의료진은 조류독감일 가능성에 겁이 나서 현지의 세계보건기구 대표인 카를로 우르바니(Carlo Urbani) 박사에게 환자 진료를 감독해 달라고 요청했다. 이탈리아인인 우르바니 박사는 2월 28일에 미지의 질병이 국제적으로 확산되고 있다고 세계보건기구 서태평양 지역 사무소에 보고했고, 이어서 다른 국가들로부터도 이 질병이 보고되기 시작했다. 3월 1일, 홍콩에서 이미 여러 명의 환자가 입원한 가운데, 한 여성 승무원이 급성 호흡기 증상으로 싱가포르의 병원에 입원했고, 메트로폴 호텔에서 기원한 유행의 첫 희생자가 되었다. 며칠 후 메트로폴 호텔에 머물렀던 캐나다인 노인이 토론토에서 사망했고, 얼마 지나지 않아 그녀의 가족 중 다섯 명이 입원했다. 한편 광둥성의 소문과 동일한 양상으로, 홍콩과 하노이에서 메트로폴 환자에 노출되었던 의료진들이 증상을 보이기 시작했고, 하노이의 프랑스병원(French Hospital)은 병원 운영을 중단해야 했다. 이어서 중국계 미국인 사업가가 사망했고, 토론토 노인의 아들도 사망했다. 3월 중순이 되자, 하노이와 홍콩의 수많은 의료인들이 중환자실에서 치료받게 되었고, 캐나다 정부는 스카보로 그레이스 병원을 봉쇄해야 했다. 우르바니 박사 역시 감염되어서 하노이로부터 태국의 한 병원으로 전원되었으나, 3월 29일에 결국 사망했다. 이렇게 되자 중국, 캐나다, 베트남의 일부 의료진은 겁에 질려 이 수수께끼의 치명적인 질병으로 진단받은 환자들을 진료하기를 거부했다.

이 병은 조류독감이었을까? 병원체가 밝혀지지 않은 상태에서 세계보건기구는 3월 15일에 이 새로운 질병을 중증급성호흡기증후군(Severe Acute Respiratory Syndrome, SARS)이라고 이름 붙였다. 같은 날 뉴욕에서 열린 학회에 참석하고 돌아오던 한 젊은 싱가포르인 의사가 프랑크푸르트에서 환승하다가 아내와 장모와 함께 입원하게 되었다. 이 의사는 싱가포르에서 입원했던 비행기 승무원을 치료했었다. 그 승무원은 나중에 100명에 가까운 감염자를 발생시킨 수퍼 전파자로 밝혀졌다. 세계보건기구가 마침내 항공업계에 주의보를 내렸지만, 감염된 승객들이 베이징과 대만으로 사스를 옮기는 것을 막기에는 너무 늦었다. 3월 말이 되자, 홍콩과 캐나다 정부는 더 과감한 조치를 취해야 한다는 압박을 받았다. 홍콩 당국은 학교를 폐쇄하고 1,080명 이상의 주민을 격리 조치했으며, 토론토에서는 병원 한 곳을 폐쇄하고, 사스 환자와 접촉한 수천 명의 의료진과 그 밖의 접촉자들에게 자택격리를 권고했다.

홍콩 카우룽 지역의 아모이 가든스 주택단지에서의 확산 양상은 마치 악몽과도 같았다. 타워 블록 E는 33층의 건물로, 각 층에 여덟 가구가 있었는데, 3월 중순에 한 거주자의 형이 사스가 전파되고 있던 프린스 오브 웨일즈 병원에서 투석을 받고나서 방문한 것 때문에 바이러스가 유입되었다. 그는 심한 설사 증상으로 동생 집의 화장실을 사용했다. 그로부터 며칠 내에 블록 E와 인접한 건물들에서 무려 321명의 주민이 사스에 걸렸다. 감염 경로는 결국 밝혀지지 않았다. 일부 전문가들은 (공용 승강기 등을 통한) 공기 감염으로 전파가 이루어졌을 것으로 주장하지만, 보건당국의 관리들은 사스가 적어도 일부에서는 하수배관의 결함을 통해서 "바이러스에 오염된 하수의 비말"이 감염을 일으켰다고 결론지었다. 아모이 가든스 사건은 고층 주택, 병원, 빈민가 등 밀집도가 극도로 높은 환경에서 환기 및 하수 시설의 결함 또는 부재로 바이러스 전파가 엄청나게 증폭될 수 있음을 보여주었기 때문에 특히 문제가 컸다.[5]

한편, 사스는 중국의 국제 신용도를 시험하는 계기가 되었는데, 장웬강(Zhang Wenkang) 보건부 장관은 유행 상황에 대해서 형식적이고 부정확한 보고로 일관하면서 세계 공중보건 전문가들로부터 비판을 받았다. 세계보건기구 전문가들은 2월 초부터 긴급하게 광둥성을 방문하여 광둥성의 상황을 조사하려 했지만, 보건부는 이를 4월 초까지 불허했고, 사스는 베이징에서 들불처럼 확산되었다. 중국의 '공무상 비밀' 관련 법규에 따라 광둥성 당국은 이 상황을 다른 지역 보건당국과 공유할 수 없었고, 그 결과 3월 초에 베이징에 첫 환자가 발생했을 때 그 지역 의사들은 사스에 대한 정보를 전혀 가지고 있지 못했다. 세계보건기구 소속의 조사단마저도 베이징으로 날아간 초기에는 환자의 대다수를 치료하고 있던 군 병원을 조사하도록 허가받지 못했다. 중국 당국은 계속해서 감염병이 통제되고 있다고 주장했지만, 4월 16일 세계보건기구는 사스 발생 사례에 대한 '불성실한 보고'를 이유로 중국 정부를 징계하는 전례 없는 조치를 취했다.[6]

중국 지도자들은 감염병이 무역과 경제 성장에 미칠 영향을 크게 우려했다. 황옌중의 흥미로운 기록에 따르면, 사스는 "중국 지도부에게 1989년 천안문 사태 이후 가장 심각한 사회정치적 위협으로 대두되었다"고 한다. 여전히 큰 권력을 누리고 있는 중국의 전 주석 장쩌민은 엄격한 검열을 시행해 온 것으로 유명했지만, 그의 후임자인 후진타오는 정보의 공개와 세계보건기구와의 협력을 선호했다. 베이징의 보수적인 관리들은 신종 감염병 유행 상황의 전모를 외부 세계는 물론이고 심지어 장쩌민 진영의 고위 관리들에게도 숨기려고 했다. 세계보건기구가 역사상 처음으로 홍콩과 광둥성을 여행 자제 지역으로 지정하자, 중국의 보건부 장관은 사스가 통제되고 있으며 중국 남부지방으로의 여행은 매우 안전하다는 주장으로 대응했다. 천안문 사태 당시에 다수의 학살 희생자를 치료했던 외과 의사로, 은퇴한 군의관인 장옌융이라는 용감한 내부 고발자가 장관이 뻔뻔하게 거짓말을 하고 있다고 비난하는 이메일을 공개했다. ≪타임(Time)≫지가 이 사건을 보도했는데, 황옌중에 의하면, 그 기사는 "베이징을 정치적으로 뒤흔들어 놓았다".[7]

후진타오 주석과 그의 지지자들은 강력한 명령 체계를 확립했고, 그동안의 관료주의적 이중성과 무대책은 마오주의 시대와 같은 당-정 실행력으로 대체되었다. 중국과 홍콩에 이미 발생한 경제적 피해에 비하면 일부에 불과하지만, 10억 달러 규모의 국가 예산이 지역 병원과 공공의료 서비스를 개선하는 데 지원되었다. 장쩌민에게 충성하던 장원캉 보건부 장관과 멍쉐눙 베이징 시장은 경질되었고, 나머지 관리들에게는 사스 퇴치 여부에 그들의 명운이 달려 있다는 강력한 경고가 전달되었다. "정치적인 압박을 받은 관료들은 마을, 아파트 단지, 대학 캠퍼스를 봉쇄하고 수만 명의 주민을 격리하였으며, 체온 측정을 위한 검문소를 곳곳에 설치했다. 광둥성에서는 8,000만 명이 집과 거리를 청소하는 데 동원되었다. 시골 지역 모든 마을에 사스 경계령이 내려졌고, 마을 입구에는 마을을 출입하는 모든 사람을 대상으로 검사하는 부스가 차려졌다." 놀랍게도 이런 엄격한 격리 조치 — 황옌중은 이를

'중대 조치'라 했다 — 는 효과가 있어 보였다. 중국 내 사스 유행이 억제되었고, 6월 말이 되자 세계보건기구는 홍콩 및 베이징 여행에 대한 경고 조치를 해제했다.[8]

중국에서 극적인 상황이 전개되는 동안 세계보건기구는 연구기관들을 조직하여 온라인 협력 조직을 만들었고, 사스의 원인을 밝히기 위한 연구가 밤낮으로 진행되었다. 전례가 없는 연구 노력에 힘입어, 한 달도 되지 않아 말릭 페이리스(Malik Peiris)와 홍콩과 선전에 있는 그의 동료들은 코로나바이러스를 분리해냈다. 과학자들은 그 병원체가 '큰 놈(the Big One, 세계적 대유행을 일으킬 것으로 기대된 인플루엔자 바이러스)'이 아니라는 사실에 크게 안도했지만, 그동안 가벼운 감기나 설사만을 일으키던 바이러스가 국제적으로 확산되는 치명적인 질병을 일으켰다는 사실에 놀라움을 금치 못했다. 연구자들이 사스 바이러스의 게놈 염기서열을 분석한 결과, 사스 바이러스는 인간 감염을 일으키는 기존의 코로나 바이러스와는 유전적인 연관성이 거의 없는 것으로 밝혀졌다. 사스 바이러스는 유전적으로 고유한 바이러스였다.

이국적인 동물이 감염원이라는 추측이 무성했다. 관, 페이리스, 쇼트리지가 이끄는 홍콩의 훌륭한 연구진은 홍콩 인근에 있는 신흥도시인 선전의 재래시장을 다시 한번 조사했다. 야생동물을 거래하는 소매시장에서 우리에 갇혀 지내는 동물 중에 흰코사향고양이(masked palm civet)들과 너구리(racoon dog) 한 마리에서 사스 바이러스를 발견했고, 중국족제비오소리(Chinese ferret badger)에서도 사스 감염 흔적을 나타내는 항체가 검출되었다.[9] 이 세 가지 소형 육식동물은 모두 광둥성 도시 거주자들에게 고급 식재료 또는 건강식품으로 여겨지고 있다. (아이러니하게도, 사향고양이는 인플루엔자에 대한 면역력을 키워준다는 동종요법적 믿음 때문에 먹는다고 한다.) 이들은 또한 중국 남부에서 점점 규모가 커지는 식용 야생동물 유통에 있어서 수익성이 좋은 상품이기도 했는데, 그 수입선에는 라오스와 베트남도 포함되었다. 사스는 HIV와 마찬가지로 벌목 및 삼림파괴와 밀접하게 연관된 불법적인 국제 야생동물 거래의 치명적인 부산물로, 인간의 건강은 물론 해당 지역의 생물 다양성을 치명적으로 위협하고 있다.[10]

7월 5일에 세계보건기구는 사스 유행 종식을 공식 선언했다. (2003년 말에 발생해서 중국 당국에 의해 신속하게 통제된 소규모 유행은 현재 임상 실험중인 백신 시제품이 널리 보급될 때까지는 사스의 위험이 언제든지 재발할 가능성이 있음을 세계에 상기시켰다). 21세기의 첫 팬데믹이었던 이 시기에 26개국에서 약 8,500 명의 환자가 발생했으며, 세계적으로 사스 환자의 약 11% (916명)가 사망했지만 일부 지역에서는 사망률이 거의 20%에 달했다. 사스는 인플루엔자와 마찬가지로 고령자에서 많은 사망자가 발생했는데, 고령자의 사망률은 50%가 넘었다. 반면, 젊은 성인은 사망률이 7%에 불과했으며, 어린이의 경우에는 사망자가 거의 없었다.[11]

사망률이 17%로 동률인 홍콩과 토론토에서는 각각 전문가 위원회를 구성해서 감염병 대응 상황을 조사했다. 조사 결과의 요약본은 2004년에 ≪미국의학협회지(Journal of American Medical Association, JAMA)≫에 게재되었다. 각 위원회의 위원장들은 다음과 같이 강조했다. "두 지역 모두 공중보건 인프라에 대한 저조한 투자, 공중보건 리더십의 약화, 의료와 공중보건 사이의 연계 부족으로 대응 능력이 약화되어 있었다." 또한 두 도시 모두 감염병 유행에 압도되어 의료 체계가 제 기능을 하지 못했다. 그 누구도 감염병이 병원 원내 감염에 집중되고, 일선 의료진들을 중심으로 감염이 확산될 것이라고 예상하지 못했는데, 사스 환자 중 의료진의 비중이 홍콩에서는 22%, 토론토에서는 43%에 달했다. 광둥성에서의 유행 초기에는 감염자의 약 90%가 의료 종사자였다. 온타리오주 정부는 병에 걸리거나 겁에 질린 의사들로 인한 인력 부족에 대응하기 위해 미국으로부터 수백 명의 의사를 데려와야 했다. 홍콩에서는 응급실의 부실한 감염병 관리 상태와 격리 병실(1인실, 음압병실) 부족 때문에 병원 진료 체계가 거의 붕괴될 뻔했다. ≪미국의학협회지≫는 "두 지역 모두 감염 관리 실무자와 감염병 전문가가 충분히 확보되어 있지 않았다"고 보고했다. 그런데 의료진을 중심으로 사스가 심각할 정도로 확산된 이유는 바이러스의 강력한 감염성 때문이 아니라 병원 직원들이 적절한 보호장비 착용과 표준위생수칙(간단한 손 씻기 등)을 준수하지 않는 경우가 놀라울 정도로 많았기 때문이었다. 두 도시 모두 행정 지휘 체계가 모호하거나 모순되었고, 일선 의사들에게는 진단 및 치료 관련 정보가 전혀 전달되지 않은 경우가 많았다. 결국 21세기가 아닌 19세기가 사스를 물리쳤다. "사스는 주로 19세기 과학에 뿌리를 둔 공중보건 조치 및 의료감염 방지를 위한 수칙의 준수를 통해서 봉쇄되었다."[12]

검사실에서 사스 바이러스를 다룬 경험을 통해서 호흡기 바이러스를 연구하는 연구소와 대학의 실험실들이 생물학적 보안에 취약함이 드러나기도 했다. 싱가포르와 대만에서는 연구원들이 검체로부터 사스에 감염된 사례들이 있었다. 2004년 1월 ≪랜싯(Lancet)≫에 실린 논문의 저자인 로버트 웹스터는 위의 사례들을 언급하며, H2N2와 같은 위험한 화석 바이러스 ― 1957년의 인플루엔자 대유행을 일으킨 변종으로, 1968년 이후에 태어난 사람은 이에 대한 면역력이 전혀 없는 상태이다 ― 의 유출로 인플루엔자의 대유행이 시작될 수도 있다고 경고했다. 논문에서 그는 1977년에 H1N1 인플루엔자 바이러스가 20년의 공백을 깨고 갑자기 재출현한 것이 러시아나 중국의 실험실에서 일어난 사고에 의한 것일 수 있다는 사실을 상기시켰다.[13]

사스의 유행은 세계 기구, 각국 정부, 그리고 지역 보건의료 체계가 인플루엔자 팬데믹에 얼마나 준비되어 있는지를 실증적으로 보여주는 사례로도 연구되었다. "사스에 대한 세계보건기구의 신속하고 효과적인 대응은," 영국의 전문가들이 왕립학회에 보고했다, "거대한 관료 조직과 제한된 대응 자원을 가진 이 국제기구의 효용성에 대한 비판자들의 의구심을 해소하는 데

많은 도움이 되었다"고 보고했다. 그러나 그들은 사스 팬데믹의 성공적인 봉쇄가 그들이 보기에 실제로 "매우 운이 좋았을 뿐"이었음에도 "시스템이 작동한다"는 환상을 심어주었을 수 있다는 경고도 곁들였다. "사스에 효과가 있었던 단순한 공중보건 조치들"이 "병원성과 감염성이 모두 높은 신종 인플루엔자 바이러스"의 경우에는 "효과적이지 않을 것이다", "'한 번 성공했으니 다음에도 성공할 것'이라는 식의 정서는 실제 상황과는 동떨어진 것일 수 있다."[14]

사스와 인플루엔자의 주된 차이점은 무엇인가? 사스는 비슷한 증상을 일으키지만 인플루엔자만큼 "알아보기 어렵지" 않다.[15] 페이리스와 관은 "사스는 다른 잠재적 신종 감염병 위협보다 공중보건 조치를 취하기 용이하게 하는 몇 가지 특징을 가지고 있다"고 강조한다.[16] 우선, 사스는 잠복기가 약 5일이며, 일반적으로 발열과 마른기침이 시작되고 나서 한참 지난 후에야 감염성이 증가하고, 감염성이 최고조에 이르는 데 약 10일이 걸리며, 연구 결과 무증상 감염자는 거의 없는 것으로 나타났다. 환자를 분리해서 격리하는 구식 전술이라도 철저하게 시행한다면, 비교적 느리게 발병하고, 증상이 있을 때에만 감염이 일어나는 이 바이러스를 효과적으로 제어할 수 있다.

인플루엔자의 경우에는 전혀 다른 양상을 보인다. 인플루엔자는 확산이 빠르고 감별하기 어려우며, 감염력과 질병의 중증도가 비례하지 않으며, 감염된 사람은 증상이 나타나기 하루 이상 전부터 바이러스를 대량으로 배출하여 감염성이 매우 높다. (무증상의 긴 잠복기를 보이는 HIV는 아무 증상이 없는 상태에서 수년간 감염력을 가질 수 있기 때문에 감염의 통제가 훨씬 어렵다.) 또한 인플루엔자 유행 시에는 무증상 감염 — 증상이 없는 감염자가 다른 사람을 감염시키는 것 — 이 많이 이루어진다. 이런 특성의 결과로 인플루엔자는 감염력이 더 높다. 또한, 기술적으로 인플루엔자는 사스나 HIV보다 "R 값" 또는 "기초감염재생산지수(basic reproduction number)"가 더 높다. (기초감염재

생산지수는 "감수성 있는 집단에서 한 명의 1차 감염자로 인해 발생하는 2차 감염자의 평균 수"로 정의된다.) 일반적으로 인플루엔자의 R값은 5에서 25 사이인 반면, 사스는 2에서 3에 불과하다. (아직 이유가 밝혀지지 않은 소위 '수퍼전파자' 현상은 예외이다.) 사스의 유행을 막기 위해 공중보건당국은 감염자의 약 절반을 분리 또는 격리하는 정도로 바이러스 전파를 차단하기만 하면 된다. 반면에 인플루엔자의 대유행을 통제하려면 감염자를 거의 100% 차단해야 한다.[17] 따라서 앞으로 발생하는 대유행에서 전통적인 격리 조치의 효과가 1918년 당시보다 훨씬 좋을 것이라고 장담할 수 없다.

마지막으로, 2002-3년 사스 팬데믹은 우연히 지리적으로 유리한 곳에서 발생했다. 중국과 싱가포르는 모두 군사작전과 같은 효과적인 격리 조치를 시행할 수 있는 권위주의 국가였다. (싱가포르에서는 공항에 체온감지장치를 설치하고, 격리된 수백 명의 개인을 영상 장비로 감시하는 등, 조지 오웰의 소설에 나올만한 방법이 사용되었다.) 그리고 광둥성은 중국 기준에서는 가난한 내륙 지방보다 현대적인 의료 인프라를 훨씬 더 잘 갖춘 부유한 지역이다. 사스 때문에 공중보건 체계의 소홀했던 부분과 투자 부족이라는 아킬레스건이 드러나기는 했지만, 토론토와 홍콩은 모두 우수한 검사 시설을 갖춘 부유한 도시들이다.

사스가 방글라데시, 아프가니스탄 또는 자이르에서 발생했더라면 팬데믹의 양상은 달랐을 것이다. 이 부분이 바로 사스 팬데믹에 대한 왕립학회의 사후 연구에서 '만약에'라며 우려하는 지점이다. "만약에 바이러스가 홍콩으로부터 토론토가 아닌 남아프리카공화국의 더반으로 날아갔다고 가정해 보자. 더반은 토론토와 비슷한 규모의 도시지만 의료 인프라가 부족하고 주민의 상당수가 HIV-1 감염으로 면역력이 저하된 상태이다. 만약 그랬다면 사스는 아프리카의 풍토병이 되었을 수도 있다."[18] 인플루엔자 대유행은 세계의 가난한 국가들을 그냥 두지 않을 것이 분명하다.

5장

죽음의 삼각지대

다음 팬데믹이 어디에서 나타날지, 자기 집 뒷마당부터 잘 살펴야 한다.[1]

크리스토퍼 올슨(Christopher Olsen)

사스 팬데믹으로 광둥성은 질병의 발원지로서 그 독보적인 중요성이 확인되었다. 그런데 광둥성만의 독특한 특징이 있는 것일까? 일부 인플루엔자 전문가들은 모든 팬데믹이 중국 남부의 양계 및 양돈업과 농업의 혼합지대에서 발생했다고 믿는데, 이 믿음은 거의 교리에 가까울 정도로 강해서 1918년의 재배열체가 미국 캔자스(Kansas)주에서 처음 발생했다는 강력한 증거마저 받아들이지 못하게 할 정도이다.[2] 그러나 다른 연구자들은 인플루엔자의 급속한 종간 진화(interspecies evolution)를 가능하게 하는 환경적 조건이 다른 곳에서도 발견된다고 주장하며, 특히 1980년대 이후 수출산업으로 재편된 양계 및 양돈산업이 생태계에 미친 영향을 지적한다.

소위 '축산 혁명'이라고 불리는 이 변화는 주로 제3세계 국가들의 도시화와 개발도상국, 특히 중국의 닭고기, 돼지고기 그리고 유제품 수요 증가에 의해 주도되고 있다. 제3세계 국가의 도시 거주자들이 OECD 국가의 도시 거주자에 비해 가난한 것은 분명하지만, 이들은 소득 증가분의 훨씬 더 많은 부분을 동물성 단백질 구입에 소비하고 있으며, 이것이 현재 닭과 돼지 개체수의 엄청난 증가를 주도하는 수요의 원동력이다. 호주의 연구자들에 따르면, "세계 육류 및 우유 소비량 가운데 개발도상국의 점유율을 보면, 1983년부터 1997년까지 육류는 37%에서 53%로, 우유는 34%에서 44%로 증가했다. … 반면, 선진국에서는 우유 및 육류의 1인당 소비량과 총 소비량이 모두 감소했는데, 이는 소비가 이미 포화 상태에 이르렀고 인구 증가가 적기 때문이다". 인플루엔자 생태학의 관점에서 볼 때 놀라운 점은, 돼지고기와 가금류가 개발도상국 육류 소비 증가의 76%를 차지하고, 소폭의 증가에 그친 부유한 국가의 식품 소비 증가분의 거의 대부분을 가금류가 차지했다는 사실이다.[3] 가금류, 돼지, 인간으로 이어지는 바이러스의 '식량 공급망'이 극적으로 확대된 것이다.

이전의 녹색 혁명과 마찬가지로 축산 혁명도 농민과 가족 농경보다는 기업형 생산자에게 유리하게 작용했다. 최근 유엔 보고서에 따르면 "이미 1990년대부터 아시아 축산물 총생산량 증가분의 약 80%를 대규모 기업형 생산이 차지하고 있다"고 강조한다. 앞으로 대부분의 생산, 특히 돼지와 가금류의 생산은 수 세기동안 이 지역을 특징지어 온 전통적인 생산자들이 아니라 기업형 대규모 생산자들이 담당할 것으로 예상된다."[4]

산업화된 가금류 및 축산물 생산의 세계적인 아이콘은 타이슨푸드(Tyson Foods)로, 월마트와 마찬가지로 척박한 아칸소주에서 성장한 거대 기업이다. 연간 22억 마리의 닭을 도살하는 타이슨은 대규모화되고 수직 계열화된 생산, 계약 생산자에 대한 착취, 본능적인 반노조주의, 만연한 산업재해, 오염수 방류, 정치적 부패의 대명사가 되었다. 타이슨과 같은 거대 기업이 세계를 지배하게 되면서 소규모 농가들은 닭고기와 돼지고기를 가공하는 대기업에 흡수되거나 도태될 수밖에 없었다. "도널드 스털(Donald Stull)과 마이클 브로드웨이(Michael Broadway)에 의하면 "이 회사들은 계약 생산자들에게 공급하는 사육장뿐만 아니라 닭이 부화되는 알, 닭에게 먹이는 사료, 그리고 이를 가공하여 식료품점에 판매하는 공장까지 모두 소유하고 있다"고 밝혔다.[5] 미국의 오자크 고원이든, 네덜란드이든, 태국이든, 농업지역 전체가 대규모 양계산업단지로 전환되었고, 농부들은 닭 관리인 정도의 지위만을 가지게 되었다. 동시에 축산업이 농업에서 분리되어 곡물 및 사료 생산지역과 양계 및 양돈 지역이 공간적으로 분리되는 지역적 분포의 변화가 생겨났다.[6]

그 결과 가금류의 개채 밀집도가 어마어마하게 높아졌다. 예를 들어, 현대 닭고기 산업의 중요한 요건 중 하나는 '생산 밀도(production density)'로, 대규모 가공공장 주변에 양계 농장이 밀집되어 있는 구조를 말한다.[7] 그렇게 해서 현재 북미, 브라질, 서유럽, 남아시아에는 닭의 개체 수가 수억 마리에 달하는 지역이 있으며, 아칸소주 서부와 조지아주 북부에서는 연간 10억 마리 이상의 닭이 도축되고 있다. 마찬가지로 양돈업도 점차 집중화, 대형화되고 있으며, 가금류 농장이나 철새 서식지와 인접한 곳에 분포하는 경우가 많다. 다시 말해서, 인간이 도시에 밀집해서 살게 된 것과, 육류 공급 체계의 밀집화가 동시에 진행되어 온 것이다. 광둥성과 유사한 이런 지역 중 하나라도 감염병의 용광로가 될 수 있지 않을까? 생산 밀도가 바이러스 밀도의 동의어가 될 수 있을까?

이 질문에 대한 답은 2003년 3월에 밝혀졌다. 과학자들이 중국에서 발생한 새로운 폐렴의 정체를 파악하기 위해 필사적으로 노력하고 있는 동안, 네덜란드의 겔더 밸리(Gelder Valley, 겔더란트 Gelderland)에 있는 한 농장에서 닭들이 죽어가고 있었다. 네덜란드는 세계 최고의 계란 및 생닭 수출국이자 칠면조와 거위의 주요 생산국이며, 겔더란트에 있는 수백 개의 양계농장은 연간 20억 달러 규모의 고도로 체계화된 네덜란드 가금류 산업의 중심이다. 또한 그곳 여러 농장에서는 오리와 백조를 애완용으로 키우고 있다.[8] 습지, 야생 조류, 가금류, 높은 도시 밀도, 그리고 유럽연합의 글로벌 유통망에서 허브 역할을 하는 네덜란드는 중국 남부의 주장 삼각주와 동일한 여러 특징을 보이고 있으며, 실제로 3월에 발생한 조류독감 유행은 한 농장에서 방목하는 닭이 인접한 운하에서 야생 물새와 접촉한 것으로부터 발생한 것으로 밝혀졌다.

네덜란드 농업 당국이 신속하게 닭의 이동을 금지하고 가금류 수출을 일시적으로 중단했지만, 고병원성 조류독감(HPAI)은 겔더란트를 산불처럼 휩쓸고 지나갔다. 이 바이러스는 몇 년 전 청둥오리로부터 분리된 변종과 거의 동일한 H7N7 변종으로 확인되었다.[9] 4월이 되자 노스 브라반트(North Brabant)에서 칠면조가 폐사하기 시작했고, 이웃 벨기에의 미우웬-그루트로드(Meeuwen-Gruitrode)에서 첫 고병원성 조류독감 사례가 보고되었다. 더욱 충격적인 것은 겔더란트 여러 농장의 돼지에게서도 감염의 증거가 발견되어 H7N7이 돼지 및 인간 인플루엔자와 섞여서 재배열체를 생성할 가능성이 높아졌다는 것이다. (돼지는 즉시 도살되었다.) 유럽연합의 농업 전문가들은 유럽 전역에 걸친 감염병 유행의 가능성에 긴장했고, 네덜란드 정부는 국내외로부터 더 적극적으로 대처해야 한다는 엄청난 압력을 받았다. 네덜란드 정부는 겔더란트 및 기타 감염 발생지역의 모든 가금류를 살처분하고 바이러스가 섞여 있을 수천 톤의 닭 분뇨를 폐기하기로 결정했다. 불만을 품은 수천 명의 농부들이 항의 시위를 벌이는 가운데, 군대의 지원을 받는 작업자들이 네덜란드 전체 가금류 개체의 거의 3분의 1에 해당하는 3,000만 마리가 넘는 닭을 대대적으로 살처분하기 시작했다.[10]

고병원성 조류독감은 가금류 산업계에게는 엄청난 위협이었지만 공중보건 측면의 우려는 거의 없었다. 그로부터 몇 년 전, 이탈리아에서도 사육 중인 닭에서 심각한 H7N7이 발생했지만 혈청학적 분석 결과 인간에게 감염되었다는 증거는 전혀 발견되지 않았다. 또한 네덜란드의 경우, 살처분에 참여한 모든 인원은 고글과 입과 코를 가리는 마스크를 포함한 보호복을 착용했다. 발병 확산 초기에 감염원 확인에 참여했던 수의사가 급성 결막염에 걸렸을 때에도 전문가들은 놀라움을 표했지만 우려하지는 않았다. 1996년 영국의 한 오리 사육자가 병든 새와 접촉한 후에 가벼운 결막염에 걸렸던 적이 있고, 병든 물개로부터 인간에게 조류 H7이 감염되었지만 병을 일으키지는 않았던 사례가 있었고, H7N7은 말에게 지속적으로 병을 일으키는 것으로 알려져 있다. 이 바이러스는 종의 장벽을 넘나드는 데에는 그다지 재능이 없었으며, 병원성도 그다지 강하지 않았는데, 드물게 눈 주위 세포에 염증을 일으킬 수는 있지만 사람의 호흡기나 다른 조직에서는 복제 능력이 없는 것으로 나타났다.[11]

그러나 H7N7에 대한 이런 안일한 시각은 가금류 종사자들 사이에 결막염이 빈발하고, 소수에서는 전형적인 독감 증상을 보였다는 사실이 보고되면서 도전에 직면했다. 살처분 작업을 마친 후 일자리가 없어진 일부 이주 노동자들은 고국으로 돌아갔고, 이들이 새로운 유행을 일으킬 수 있다는 우려가 있었다. 네덜란드의 권위 있는 국립공중보건환경연구소(Dutch National Institute of Public Health and the Environment)는 마리온 쿠프만스(Marion Koopmans) 박사의 지휘 아래 전문가들로 구성된 조사단을 겔더란트에 신속히 파견했다. 의료지휘센터가 구성되었고, 3월 8일부터 간호사들이 감염된 조류와 접촉했을 가능성이 있는 모든 가정을 방문했다. 일반 인플루엔자가 한창 유행 중이었기 때문에 가금류 종사자와 그 가족에게 인플루엔자 예방접종을 의무화했지만, 이 조치는 H7N7과 일반 H3N1의 공동감염 사례를 예방하기에는 너무 늦게 시행되었다. 한편, 조사단은 드러난 감염 규모에 놀라움을 금치 못했다. 약 4,500명의 노출자 중 553명이 결막염 등의 증상을 보였고, 혈청학적 검사상 노출자 중 2,000명 정도가 감염되었지만 대부분 발병에 이르지는 않은 것으로 나타났다. 수술용 마스크와 고글은 어쩐 일인지 가금류 살처분 작업자들을 바이러스로부터 거의 또는 전혀 보호하지 못했다.[12]

나아가, 가금류와 직접 접촉한 적이 없는 가금류 종사자의 친척과 동거인들도 결막염에 걸렸다. 공중보건 당국은 정확한 전파 방식은 아직 파악되지 않았지만 바이러스가 제한적이나마 사람 간 접촉을 통해 실제로 확산될 수 있는 능력을 획득했다는 사실을 확인했다. 조사단은 또한 H7N7이 사람 간 감염을 통해 전파되면서 병원성을 높일 수 있는 위험한 돌연변이 유전자를 축적하고 있다는 증거들을 발견했다. 이 사태의 가장 무서운 순간은 4월 19일에 57세의 수의사가 병든 닭에 노출된 직후 가벼운 결막염이 아닌 바이러스성 폐렴[이후 급성호흡곤란증후군(ARDS)으로 진행되었다]에 걸려 사망한 것이었다. 평소에 건강했던 그는 면역력이 저하된 상태도 아니었고 기저질환도 없었다. 놀랍게도 그의 치명적인 경과는 1997년 홍콩에서 발생한

사망자 또는 1918년에 발생한 급성 사례들에 관한 무시무시한 의료 기록과 일치했다.[13]

수의사의 폐조직에서 채취한 바이러스 시료를 긴급 분석한 결과, 그를 사망에 이르게 한 균주는 일부에서 우려했던 조류 바이러스와 인간 바이러스의 재배열체가 아니라 기존 H7N7 바이러스의 염기서열에서 12개의 아미노산이 치환된 변종(variant)인 것으로 밝혀졌다. HA 단백질은 숙주의 범위와 독성을 결정하는 데 중요한 역할을 하기 때문에 인플루엔자 바이러스의 핵심 단백질로 여겨져 왔는데, 네덜란드를 비롯한 다국적 연구진들은 — PB2 또는 비구조 단백질인 NS2와 같은 — 내부 단백질의 돌연변이가 감염의 중증도를 결정하는 주요 요인이 될 수 있다는 생각에 도달했다. 어쨌든 당시 세계 언론의 관심이 사스와의 전쟁에 쏠려 있음에도 불구하고 지표환자의 사망을 동반한 네덜란드의 유행은 세계보건기구의 관심을 끌었다.[14]

벨기에와 독일까지 일시적으로 확산되었던 H7N7의 유행은 8월에 공식적으로 종식되었다. 네덜란드 전문가들은 이를 잠재적으로 치명적인 팬데믹이 될 것을 아슬아슬하게 피한 사건으로 판단했다.[15] 이전의 H9 유행과 마찬가지로, 겔더란트 유행은 여러 아형(H9, H7, 그리고 아마도 H4와 H6, 그리고 재탄생한 H2 등을 포함)들이 팬데믹 결승선을 두고 H5와 경쟁하고 있다는 것을 보여주었다. 네덜란드의 유행에서 나타난 확산 속도와 규모는 중국 남부가 더는 치명적인 인플루엔자의 유일한 발생지가 아님을 증명했으며, 여러 진원지가 존재하게 되었다.

H7N7 위기는 공중보건 담당 공무원과 인간 인플루엔자 연구자들이 동물 바이러스 전문가들과 대화해야 할 이유를 제공했다. 과거에는 의학과 수의학이 별개의 학문 체계였고, 종간 감염이 발생하는 희귀한 사례에서만 가끔 교우하곤 했지만, 별개였던 동물과 인간의 바이러스 세계는 이제 진화적으로 서로를 맹렬하게 받아들여 결합하고 있는 것으로 보여서, 오래 이어져 온

이원론은 힘을 잃게 되었다. 재앙적인 팬데믹의 기습을 피하기 위해서는 인체 감염이 일어나기 몇 달, 나아가 몇 년 전에 농장에서 어떤 일이 일어나고 있는지를 파악하는 것이 시급해졌다.

세계 축산업 혁명의 여파로 발생한 몇 가지 상황은 특히 과학자들의 신경을 곤두서게 만들었다. 그중 하나는 1997년 이후 양돈 농장에서 갑작스럽게 벌어지고 있는 바이러스의 대혼란이다. 그 이전 60년에서 70년 동안 (1918년 H1N1에서 유래한) 돼지독감은 유전적으로 매우 큰 안정성을 보여왔다. 간혹 개별 돼지가 조류독감 변종의 혼합이 일어나는 매개체 역할을 했지만 (1957년과 1968년에 그런 일이 있었다고 많은 사람들이 믿고 있다), H1N1 왕조는 합스부르크 왕가만큼이나 끈질기게 이어져 왔다. 그러다가 1997년 노스캐롤라이나의 한 대규모 농장에서 돼지가 인간 인플루엔자인 H3N2에 걸렸고, 이 아형은 곧 조류 및 기존의 돼지 바이러스와 재배열되어 "1999년 말이 되자 북미 둥지에 돼지가 있는 곳이면 어디에서나 새로운 바이러스가 발견되었으며, 그 확산은 대륙을 횡단하는 운송체계를 통해서 이루어졌을 것으로 추정된다".[16]

새로운 돼지독감의 대유행 위험이 증가한 것은 돼지 사육 규모의 증가가 직접적인 원인이었고, 연구자들은 ≪사이언스≫에 돼지독감의 돌연변이 에너지가 폭발적으로 증가한 요인은 아마도 돼지 사육 규모의 변화와 함께, 장거리 수송, 그리고 예방접종의 보편화에 있을 것이라고 말했다. 1993년 이후 미국의 돼지고기 생산은 타이슨(Tyson)을 중심으로 한 '가금류 모델'처럼 거대한 규모의 산업으로 재편되었다. 1993년부터 2003년까지 10년 동안 5,000마리 이상의 공장식 농장에서 사육되는 돼지의 비율이 18%에서 53%로 증가했다.[17]

돼지의 장거리 운송이 증가하면 동시에 감염 확산 가능 지역의 반경이 넓어진다. 한편, "지난 10년 동안 번식용 모돈(母豚)에게 백신 접종을 하는 것이 표준이 되었으며, 모체의 항체는 자손에게 전달된다. 그런데 백신이 모든 새로운 변종을 예방하지는 못한다." 그보다 현재 벌어지고 있는 현상은, 송아지에게 항생제를 투여한 악명 높은 사례처럼, 인플루엔자 백신 접종으로 내성을 획득한 새로운 바이러스의 출현을 촉진하고 있는 것처럼 보인다. 돼지독감에 대한 공식적인 감시 체계가 없는 상황에서 위험한 재배열종이 아무런 예고 없이 나타날 수 있는 것이다.[18]

"뒷마당에서 일어나는 일" 중에서 우려를 불러일으키는 또 하나의 현상은 일명 "저병원성 조류인플루엔자"의 유병률이다. 세계동물보건기구(OIE, Office International des Epizooties)에서 발행하는 육상동물 위생규약에 따르면, 저병원성 조류인플루엔자(LPAI)는 야생 조류에서 널리 발병하며, 가금류의 사망률이 낮고 경미한 증상만을 유발하는 것으로 알려져 있다. 미국에서 고병원성 조류인플루엔자는 농무부(Department of Agriculture)가 대응하지만, 저병원성 조류인플루엔자에 대한 통제는 각 주정부에 맡겨져 있는데, 일부 주의 농업 부서는 지역 농산물 기업의 영향력에 종속되어 있다. 종간 장벽이 무너지고 팬데믹 위험이 증가하는 시대에 이런 특수 이해관계가 있는 상황에서 자율규제는 공중보건에 상당한 위험을 초래한다. 2000~2004년 캘리포니아에서 드러나지 않은 채 유행했던 저병원성 조류인플루엔자가 그 예이다.

2000년에 남부 캘리포니아의 가금류에서 H6N2 인플루엔자가 유행하기 시작했다. 이 바이러스는 북미의 물새와 유라시아의 물새에서 유래한 단백질을 모두 보유했기 때문에 게놈 염기서열을 분석하는 과학자들의 관심을 끌었다.[19] 유행 초기의 신종 바이러스는 증상을 거의 일으키지 않았지만, 더 치명적인 유전자형을 빠르게 획득했다. 2002년 1월, 샌디에이고의 한 농장에서 특히 독성이 강한 변종이 출현해서 인근의 양계 농가들로 퍼졌고, 감염된 암탉들은 남부 캘리포니아로부터 센트럴 밸리의 털록으로 운송되었다.

대단위 가금류 가공단지가 있는 털록은 폭발적인 감염의 중심지가 되었다. 의학연구소(Institute of Medicine)에서 발표한 연구에 따르면 "세 개의 주요 도로를 통해 외부와 연결되어 있는 털록 지역은 당시에 '죽음의 삼각지대(Triangle of Doom)'로 불렸다. 이 지역에 들어온 모든 새는 H6N2에 감염되었기 때문이다. 2002년 3월부터 시작해서 4개월 동안 캘리포니아에서 수천만 마리의 새들이 이 H6N2 바이러스에 감염되었다."[20]

네덜란드에서 발생한 고병원성 조류인플루엔자와는 달리 이 유행은 그 규모가 컸음에도 거의 알려지지 않았다. 유행 초기부터 농장주들은 직속 수의사를 통해서만 대응했고, 진단 사실을 주위에 알리지 않았다. "주정부나 영향을 미칠 인근 주의 정부, 동물보건기구(OIE), 심지어 감염 사실을 알았더라면 감염으로부터 자신의 가금류를 더 잘 보호했을 이웃 농장에게도." 이른바 '죽음의 삼각지대'라고 불린 사태 역시 "육류와 달걀이 감염되었다는 사실을 대중이 알게 되면 수요가 급감할 것을 우려한 기업 의사결정자들에 의해" 조용히 유지되었다.[21] 이듬해 중국에서 사스가 발생했을 때와 마찬가지로, 경제적 이익이 공중보건에 대한 우려보다 우선했다.

그렇다면 H6N2는 인체에 어떤 위험을 초래하는가? 캘리포니아 대학교 수의학자인 캐롤 카르도나(Carol Cardona)는 모든 저병원성 조류독감 바이러스는 "팬데믹 균주가 될 잠재력이 있는 변종에 유전 물질을 제공할 가능성을 보유하고 있다. 축산업과 대중의 상호작용은 복잡하고 역동적이며, 우리는 인간과 조류 사이의 다양한 유형의 접촉에 따른 위험성을 완전히 이해하지 못하고 있다"고 강조한다.[22] 실제로 많은 연구자들은 고병원성 조류독감과 저병원성 조류독감의 유행을 명확하게 구분하는 것은 과학적으로 가능하지 않으며, 다른 수준의 감시와 대응을 하도록 허용해서는 안 된다고 생각한다.[23] 또한 농축산업의 이윤이 팬데믹 감시와 인간에 대한 생물학적 보안이라는 글로벌 우선순위보다 우선하도록 허용해서는 안 된다. 결론은 세계 공중보건을 위해서는 팬데믹의 조기경보 체계에 구멍이나 맹점이 있어서는 안 된다는 것이다. 로버트 웹스터가 오랫동안 주장해 온 것처럼, 인간과 동물의 접촉에 대한 포괄적인 감시가 필요하며, 인플루엔자 아형을 신속하게 식별할 수 있도록 세계 각지의 지역공중보건 담당자들에게 적절한 진단 키트를 공급해야 한다.[24]

6 장

감염병과 이윤

아시아의 방대한 가금류 산업 붕괴의 중심에는

61세의 억만장자 다닌 체라바논(Dhanin Chearavanont)이 있다.[1]

재스퍼 베커(Jasper Becker)

오늘날 고도로 기계화된 공장식 축사에서 사육되는 수백억 마리의 닭들은 모두 태국과 베트남의 산림지역에서 서식하고 있는 붉은 정글 닭의 후손이다. 1994년에 일본 연구자들이 미토콘드리아 DNA 분석을 통해서 밝혀낸 바에 따르면, 닭은 8,000여 년 전에 현재의 태국 지역에서 가축화되었다.[2] 이후에 닭은 돼지, 버팔로와 함께 동남아시아 전역에서 농경문화의 근간이 되었다. 닭은 아시아의 가장 크고 영향력이 큰 농산물 수출 대기업인, 방콕에 본사를 둔 CP그룹(Charoen Pokphand, 차론 폭판드 그룹)의 주력 부문이기도 하다. 잘 알려진 바와 같이 CP그룹은 2003-2004년 겨울에 무서운 기세로 돌아온 H5N1과, 세계 인류와 생태계에 대재앙을 초래할 위험이 큰 전대미문의 고병원성 조류인플루엔자 유행의 중심에 있었다.

광둥 출신 이민자인 치아 형제가 설립한 CP그룹은 방콕 차이나타운의 벼 종자 유통업체였는데, 1964년에 네 형제 중 막내인 치아엑차우(Chia Ek Chow)가 기업의 경영권을 장악했다. 동남아시아 전역에서 중국계 이민자에 대한 반감이 커지자, 그는 이름을 다닌 치라바논(Dhanin Chearavanont)으로 개명하고, 닭의 육종사업과 양계산업을 주력으로 삼았다. 양계업을 전통적인 농축산업이 아닌, 마치 화학물질 제조와도 같은 능률적인 생산 과정으로 변모시킨 미국 기업의 성공에서 영감을 얻은 치라바논은 미국 기업들과 두 개의 성공적인 전략적 파트너십을 맺고, 타이슨처럼 집약적인 양계사업과 수직 계열화를 특징으로 하는 아시아의 대표적인 기업이 되었다.

1990년대 중반에 CP그룹의 기업 슬로건이었던 "세계의 주방(Kitchen of the World)"을 국가 브랜드로 채택한 태국은 아시아에서 가장 기업화된 축산업을 보유한 국가가 되었다. CP그룹을 비롯한 몇몇 수직 계열화된 수출업체들이 국내 생산량의 80%를 장악하였으며, 방콕 외곽 60~150킬로미터 사이에 집중적으로 들어선 양계산업 단지에는 밀집되고 오염된 환경이 조성되었다. 아시아 전역에 10만 명의 직원을 고용하고 있는 CP그룹은 자사의 농축산업 제국이 "수평적·수직적으로 완전히 통합되어 있으며, 기업의 산업 부문은 사료 제조업, 육종업, 농업 시스템, 육류 가공업, 식품 제조업, 그리고 매우 성공적인 고부가가치 제품 생산 등"임을 자랑한다.[3]

치라바논과 같은 '계열화된 기업'들은 수출 호황인 여건에서 규모의 경제를 통해 엄청난 수익을 창출해 왔지만, CP그룹과 계약한 1만여 개의 농가와 그곳에서 일하는 수십만 명의 종사자들이 직면하는 상황은 근본적으로 다르다. 저널리스트 이사벨 델포지(Isabelle Delforge)는 다음과 같이 지적한다. "계약 생산의 경우, 대기업이 생산의 전체 과정을 통제한다. 농부들에게 돈을 빌려주고, 병아리, 사료, 의약품을 판매하며, 해당 농가에서 생산한 생산물을 구매할 배타적인 권리를 가진다. 그러나 기업들은 대부분 수요 감소 시에 생산된 닭을 구매할 의무를 지지 않는다. 계약 농가는 생산 과정의 위험을 모두 감당해야 하며, 세계 시장의 수요에 극도로 의존하게 된다. 그들은 자신이 소유한 생산시설에서 일하면서 노동자로 전락하게 되는 것이다."[4] 대다수의 태국 농민에게 축산 혁명은 빚더미와 독립성 상실을 의미했고, 그 딸들이 방콕으로 가서 저임금 노동자가 되거나 매춘업소에 종사하게 되는 것을 의미했다.

태국의 닭고기(그리고 이후에는 돼지고기와 새우도 추가되었다) 유통 사업은 체라바논을 억만장자로, 그리고 경제 전문지에 따르면 아시아에서 가장 영향력이 큰 사업가 20인 중 한 명으로 만들었지만, 그의 가장 큰 목표는 축산 혁명을 — 대규모 농공업 자본주의의 형태로 — 중국에 도입한다는 아버지의 꿈을 이루는 것이었다. 기민한 정치력과 강력한 광둥성 인맥 덕분에 CP그룹은 1979년에 덩샤오핑의 '개혁개방' 정책 이후 중국에 발을 들인 첫 다국적 투자기업이 되었다(CP그룹의 선전시 외국 기업 등록번호는 001번이다). CP그룹은 호텔, 쇼핑몰, 패스트푸드 프랜차이즈(켄터키프라이드치킨 포함), 통신, 레스토랑 등 다양한 기업들을 보유하고 있을 뿐만 아니라, 중국 전역에 100개 이상의 사료공장과 가금류 가공공장을 건설하여 세계에서 가장 역동적인 닭고기 시장인 이곳에 외국 경쟁사(특히 타이슨 식품)와 현지 기업의 진입을 억제하고 있다.[5]

CP그룹이 태국과 중국에서 폭발적으로 성장하고 다른 18개국으로 사업을 확장하는 데에는 막대한 정치자금이 들었다. 예를 들어, 1996년에 치라바논은 미국 민주당 전국위원회에 25만 달러의 정치자금을 불법 기부한 것이 폭로되어서 모금 책임자인 존 황(John Huang)이 기소되면서 CP그룹과 클린턴 행정부 모두에 대한 여론이 나빠졌다. 우파 성향의 ≪아메리칸 스펙테이터(American Spectator)≫는 CP그룹과 중국의 주요 무기 제조사와의 제휴를 지적하며, CP그룹이 "미국을 매수(그리고 정탐)하는 공산주의 중국의 전위 기업" 중 하나임을 시사했다. 그러나 이 잡지는 그로부터 몇 달 전에 조지 W. 부시(Jeorge W. Bush)의 동생인 닐 부시(Neil Bush)가 체라바논과 합작 벤처회사를 설립했다는 사실은 다루지 않았다.[6] 실제로 댄 몰데아(Dan Moldea)와 데이비드 콘(David Corn)이 나중에 ≪더 네이션 (the Nation)≫에 자세히 보도했듯이, 부시 일가와 칼라일 그룹(Carlyle Group) — 부시 일가와 주요 공화당 인사들의 개인 투자펀드를 운영하며, 내부 정보를 이용해서 높은 수익을 올려주고 있다 — 은 CP그룹과 오랫동안 친밀한 사업적 동반자 관계를 이어오고 있다. 예를 들어 조지 H. W. 부시 전 대통령은 아시아와 미국 지도자들을 대상으로 로비해 주는 대가로 CP그룹으로부터 25만 달러를 받은 것으로 알려졌다).[7]

체라바논은 2001년에 사위인 와타나 무앙숙(Wattana Muangsuk)이 태국의 상무부 차관으로 임명되면서 태국에서의 입지가 강화되었다. 휴대폰으로 억만장자가 된 탁신 시나와트라(Thaksin Shinawatra) — 이탈리아 실비오 베를루스코니(Silvio Berlusconi) 총리의 태국판 인물 — 가 요란한 포퓰리즘 선거운동 끝에 대통령에 당선되었다. 탁신이 소속된 정당은 '태국을 사랑하는 태국인'이라는 뜻의 타이락타이(Thai Rak Thai)당으로, 부채탕감, 저렴한 의료 서비스, 마약상들에 대한 강력한 단속(실제로 경찰 특공대가 2,500명의 마약상을 사살하였다)을 약속했다. 경제학자 파석 퐁파이칫(Pasuk Phongpaichit)은 다음과 같이 설명했다. "그의 등장은 대기업과 정치권의 새로운 결합을 의미한다. 의회 정치가 중요해진 1980년대 이후 태국 정계에서 두각을 나타낸 기업인들은 대부분 적당히 부유한 지방 출신 인사들이었지만, 탁신 정부는 1997년 외환위기에서 살아남은 방콕 최대의 재벌그룹에 의해 좌우되었다."[8] 다시 말해, 감염병이 발생하기 직전의 태국은 정보통신기업과 축산기업의 연합 정권이 통치하고 있었다.

2003년 가을 내내 조류독감이 재유행하고 있었지만, 소문은 그에 대한 부인과 음모론으로 치부되어 드러나지 않고 있었다. (인도네시아가 H5N1이 8월에 이미 검출되었다는 사실을 한참이 지난 후에야 인정했듯이) 그 유행은 사실 훨씬 더 일찍 시작되었지만, 중국 관리들은 "중국 전역의 농장이 지난 몇 년 동안 조류독감에 시달려 왔다"는 ≪홍콩 스탠다드(Hong Kong Standards)≫의 보도를 부인했다.[9] 그들은 또한 베트남과 국경을 접하고 있는 광시성 오리 사육 농가에서 대규모 유행이 있었다는 소문을 무시했으며, 2003년 초에 두 명의 사망자를 낸 바이러스의 근원지로 추정되는 푸젠성으로부터 12월에 밀수입된 야생 오리의 검역 과정에서 H5N1이 발견되었다는 대만의 경고도 대만의 흑색선전이라고 일축했다.[10]

2004년 1월, 영국의 과학 잡지 ≪뉴 사이언티스트(New Scientist)≫는 저명한 인플루엔자 연구자들과의 비공개 인터뷰를 통해서, 조류독감의 유행이 1997년 홍콩사태 이후 중국 남부의 가금류 생산자들이 근거 없이 백신 접종을 한 결과라는 주장("통제되지 않은 바이러스 진화 실험")을 보도함으로써 작은 소동을 불러일으켰다. 비활성화 바이러스 백신을 닭에 접종함으로써 중국의 양계업자들은 사실상 H5N1 바이러스 수퍼변종 — Gen Z(genotype

Z) — 의 진화를 가속시켰으며, 이 변종은 지역 오리들 사이에 빠르게 토착화되었지만 대부분 증상을 일으키지 않는 무증상 감염이었다. 변종은 이 안정된 저수지로부터 직접 접촉, 가금류 밀수, 그리고 추정컨대 야생조류의 이동을 통해서 다른 종에게로 확산되기 시작했다.[11]

하지만 감염병의 유행을 은폐한 것은 중국 당국만이 아니었다. 2003년 11월 초, 태국 전역의 농장에서 닭들이 폐사하기 시작했다. 한 농부는 이렇게 설명했다: "닭들이 몸을 떨기 시작했습니다. 마치 숨이 막히는 듯했고, 진한 침을 흘리기 시작했습니다. 닭에게 약초를 먹여보았지만 소용없었습니다. 얼굴이 검푸른색으로 변하더니 이내 죽어버렸습니다."[12] 방콕 출라롱콘 대학교(Chulalongkorn University)의 한 수의학과 연구자가 폐사한 닭 중 일부에서 H5N1을 검출하고 이를 경고했지만, 태국의 농축산부는 이를 무시했다. 마찬가지로 심각한 상황을 우려한 한 농부가 폐사한 닭들을 공무원에게 보여주자, 그에게 돌아온 것은 새들이 "병이 없는데 죽었다"는 답이었다.[13]

이상하게도 이 모든 새들의 죽음 속에서도 닭고기 가공 공장은 가동 시간을 늘리고 있었다. 스캔들이 터진 후, 수도 외곽의 한 공장에서 근무하는 분노한 노조원들은 ≪방콕 포스트(Bangkok Post)≫와의 인터뷰에서 이렇게 말했다: "11월 이전에는 하루에 약 9만 마리의 닭을 처리했는데, 11월부터 1월 23일까지는 매일 약 13만 마리를 도축했습니다. 새를 도축하는 것이 우리의 일이에요. 장기가 부어오른 것으로 보아 새들은 병에 걸린 것이 분명했습니다. 그것이 무슨 병인지는 알지 못했지만, 경영진의 판단에 따라 수의사가 검사하기 전에 서둘러서 닭을 도축하고 있다는 것을 알 수 있었습니다. 우리는 10월부터는 닭고기를 먹지 않았습니다."[14]

12월 들어 서울 인근의 한 농장에서 닭이 집단 폐사하기 시작하면서 아시아 전역에 드리워졌던 공식적인 침묵의 벽이 깨졌다. 한국 농축산업 관계자들은 H5N1을 발견하고 깜짝 놀랐지만, 중국이나 태국의 관계자들과는 달리 즉시 세계동물보건기구에 신고했다. 일주일이 지나 5개 광역 지자체의 닭과 오리에서 새로운 집단감염이 확인되자, 한국 정부는 대규모 살처분 조치를 시행했다. 한편 베트남에서는 닭뿐만 아니라 어린아이들도 원인 모르게 죽는 사례가 생겨났다. 새해가 되기 직전에 애틀랜타 미국 질병통제센터의 한 인플루엔자 전문가는 하노이의 바이러스 전문가로부터 상황을 우려하는 이메일을 받았다. 거기에는 환자들이 고통 받는 바이러스성 폐렴과 급성호흡곤란증후군(ARDS) 증상이 기술되었는데, 이는 1918년 대유행기의 환자들이 보인 증상과 동일했다.

당시 하노이 의사와 그녀의 동료들은 자국의 농업 당국이 적어도 10월부터 가금류에 H5N1이 산발적으로 돌고 있음을 은폐하고 있다는 사실을 알지 못했다.[15] 2004년 1월 5일, 인간의 죽음까지 연이어 발생하자 베트남 공중보건 당국은 비로소 긴급하게 세계보건기구에 도움을 요청했고, 마닐라에 있는 세계보건기구 지역 사무소도 베트남에서 고병원성 조류독감이 발생했다는 소식을 접했다. 그로부터 며칠 후 홍콩의 전문가들은 하노이에서 사망한 소아 가운데 세 명의 검체에서 프랑켄슈타인 GenZ가 발견되었음을 확인했다. 동시에 베트남이 두 개의 성(省)에서 조류독감이 유행하고 있음을 공식 인정했고, 일본은 야마구치현의 닭에서 H5N1이 발견되었다고 발표했다(일본 서부의 발병은 양계회사 관계자들에 의해 은폐되었다가 직원의 익명 제보로 밝혀졌고, 회사 측 임원 한 명은 후에 이 일로 스스로 목숨을 끊었다).[16]

세계보건기구와 세계동물보건기구, 그리고 유엔 식량농업기구(FAO)는 관료들과 농축산업 기업 대변인들이 대륙 단위의 조류독감 유행을 수개월 동안 은폐해 왔다는 사실을 알고 경악을 금치 못했다. 세계 언론도 상황에 대해 점점 더 비판적이 되어가는 가운데, 국제기구들은 중국과 태국 보건당국이 민심을 달래기 위해 내놓는 발표를 더는 신뢰할 수 없게 되었다. 특히 중국은 이전에 장쩌민 정권의 특징이던 조지 오웰의 소설과 같은 비밀주의와 기만의 문화로 되돌아간 것처럼 보였다. 2004년 1월에 새로운 미지의 호흡기 감염이 다시 광둥성을 휩쓸자, 관리들은 (사스와 비슷한 임상 양상을 보였던) 이 질병이 클라미디아균(*Chlamydia pneumoniae*)에 의한 것이라고 일축하고 세계보건기구의 현장 조사를 거부했다.[17]

한편 태국에서는 병든 닭이 도축되어 해외 시장으로 출하되는 속도만큼이나 거짓말이 빠르게 생산되고 있었다. 뉴인 치드촙(Newin Chidchob) 농산부 차관은 천연덕스럽게 '조류 콜레라' 몇 건이 발생했다고 둘러댔고, 탁신 총리와 각료들은 전국에 방영되는 텔레비전 방송에서 맛있게 조리된 태국식 닭고기 요리를 먹으면서 국민의 불안을 달랬다.[18] CP그룹의 고위 임원인 사라신 비라폴(Sarasin Viraphol)은 기자들에게 언론이 공장을 취재하도록 공개하지 않을 것이며, 태국에는 조류독감이 전혀 없다고 단언했다. 실제로 방콕 언론이 보도한 바와 같이, 정부는 CP그룹과 또 하나의 대형 가금류 생산기업과 유착되어 있었고, 감염된 양계장의 계약 생산 농부들을 돈으로 입단속 시켜서 유행을 은폐했다. 당국의 기만 덕에 대형 수출업체들은 몇 개월의 시간을 벌어 병든 닭 재고를 가공하여 판매하고, 공장을 소독하고, 대계사(大鷄舍)에 격리지침을 적용할 수 있었다. 그러나 소규모 생산자들은 감염병으로 인한 인적, 경제적 피해를 고스란히 감내해야 했다.[19]

마침내 1월 말, 농장에 거주하는 두 명의 어린 소년이 인플루엔자에 걸려 중태에 빠지자, 이단아 니룸 피타콰차라(Nirum Phitakwatchara) 상원의원이 이끄는 태국의 야당은 탁신 시나와트라 총리를 압박해서 H5N1이 가금류 산업지대를 황폐화시키고 있다는 사실을 인정하도록 만들었다. 중앙 관료들은 공무원의 부정한 행위에 대한 책임을 즉시 지방의 하급 공무원들에게 떠넘겼다. 탁신의 대변인은 무성의하게 "은폐처럼 보이지만 사실은 절차를 잘못 이해한 것입니다. 여기에 가장 적절한 단어는 '실수'입니다. 일부 기관이 실수를 저질렀습니다"라고 주장했다.[20]

이에 대해 소규모 생산자들은 “정부가 사실을 은폐함으로써 대기업들을 도왔는데, 그 결과로 영세 사업자들이 피해를 보게 되었다”고 비명을 질렀다.[21] 방콕의 한 신문은 수코타이(Sukhothai Province) 지방의 기업형 양계업자들과 소규모 양계농장의 대조적인 상황을 보도했다. CP그룹 등의 대기업들을 중심으로 ‘조직’된 기업형 양계업자들은 12월에 감염병의 유행 소식을 전달받았고, 축산업 담당 관리들로부터 항바이러스 백신을 공급받아서 자신들이 키우는 닭들을 살릴 수 있었다. 그러나 조류독감의 유행 소식을 까맣게 모르고 있었던 소규모 양계농장에서는 대부분의 닭이 폐사했고, 양계업을 하는 한 농부의 10대 아들도 사망했다.[22]

유럽연합, 일본, 한국은 즉각 태국산 가금류 수입을 금지했지만, 탁신이 아프가니스탄과 이라크에 대한 미국의 개입을 지지한 것으로 신세를 졌던 부시 행정부는 태국 정부가 상황을 은폐한 것에 대해 공개적인 비난을 하지 않았다. CP그룹의 주가는 즉시 8분의 1로 떨어졌고 사업 기반이 흔들렸다. [“태국에서는 CP그룹이 재채기를 하면 관련 업계 전체가 감기몸살에 걸린다”고 이사벨 델포지(Isabelle Delforge) 기자가 보도했다.][23] 그러나 다닌 체라바논은 놀라울 정도로 낙관적이었고, 태국인들에게 “위기를 기회로 바꾸자”고 촉구했다. 즉, 감염병을 계기로 가금류 생산을 합리화할 수 있다는 것이었다. 하지만 누구를 위한 기회와 혜택일까? 정부는 신속하게 태국 양계산업의 현대화를 위한 개혁 방안을 발표했는데, 그 내용은 소규모 노천 양계장을 없애고 그곳에 공장형 사육장을 짓도록 하는 것이었고, 기준을 모두 충족한 농가에 한해서만 폐사한 닭에 대한 보상을 받을 수 있게 했다.

상원의원이자 농업 경제학자인 치름삭 핀통(Chirmsak Pinthong)을 비롯한 태국의 농업 대중주의 정치인들은 정부의 계획이 소규모 사업자들을 멸종으로 몰아넣거나 CP그룹의 농노로 만들려는 체라바논의 또 다른 교활한 술책이라고 즉각 비난했다.[24] 소규모 농장주들은 죽은 닭에 대한 정부의 보상금이 CP그룹 등이 공급하는 병아리 가격보다도 낮다고 불평했다. 가금류 살처분이 기업을 강화하는 데 이용되고 있다는 증거도 있었다. 델포지와 그의 태국 동료는 말했다. "조류독감이 발견되면 질병의 확산을 막기 위해 농장 주변에 위험 구역을 설정하고 그 구역 내의 모든 가금류를 살처분합니다. 그러나 일부 농가는 닭이 폐사한 사실을 신고했는데도 농장 주변에 위험구역이 선포되지 않았습니다. 사람들은 당국이 인근의 기업형 양계장이나 고가의 싸움닭(fighting cocks) 소유주를 보호하고 있다고 의심합니다."[25]

유엔 식량농업기구(FAO)의 사무차장이자 아시아 태평양 지역 대표인 허창추이(He Changchui)는 "인간과 동물의 밀집이 부적절한 폐기물 처리, 직접적인 접촉, 혹은 공기 전파를 촉진해서 새로운 감염 경로를 만들어내고 있다"는 사실을 강조하며 대기업들을 간접적으로 비판했다. 그는 가난한 사람들에게 유리하고, 환경을 보호하고, 조류독감 발생으로 영향을 받은 소규모 생산자들에게 보상하는 방식으로 가금류 생산을 "근본적으로 구조조정할 것"을 촉구했다.[26] 그러나 탁신 정부는 조류독감의 확산이 소규모 생산자들과 그들의 "후진적인" 방목식 사육 때문이라는 체라바논의 주장을 비판 없이 수용했다. CP그룹은 산업화되고 밀폐된 농업 체계가 바이러스의 발생과 유행에 사실상 난공불락이라고 주장했다.

동남아시아에서 대대로 집 뒷마당에 키워온 닭이 여러 종의 가금류와 야생 조류 사이에 무수히 많은 감염 기회를 제공하는 것은 사실이지만, 거대한 닭 공장(2층 구조물당 5만 마리의 닭을 수용한다)은 바이러스의 부하와 그에 따른 항원 변이의 축적을 극대화한다.[27] 역학적인 관점으로 보면 야외의 새들은 도화선이고 밀집된 공장의 새들은 폭발물이라 할 수 있다. 2004년 2월 4일, ≪베트남 뉴스(Vietnam News)≫는 "베트남 하떠이(HaTay)성에 있는 태국의 샤로엔 포크판 컴퍼니(Thai Charoen Pokphand Company)가 소유한 시설에 있는 11만 7,000마리의 닭을 살처분하기 위해 군부대가 동원되었다"고

보도했다.[28]

태국이 집단발병 사실을 공개적으로 인정하자 다른 주요 은폐국인 인도네시아와 중국도 진실을 털어놓아야 했다. 인도네시아에서는 2월 2일, 정부가 전년도 8월 말부터 H5N1 발병 사실을 숨겨 왔었다고 고백한 분가란 사라기(Bungaran Saragih) 농무부 장관이 "성급한 결정으로 불필요한 손실을 초래하고 싶지 않았기 때문"에 정보를 공개하지 않았다는 어처구니없는 해명을 내놓아서 논란이 되었다.[29]

중국의 관리들은 체면을 살리려는 시도에서 인도네시아 관리들보다 훨씬 더 오만하고 어처구니없는 모습을 보였다. 당국은 2월 첫째 주 들어서 정보를 조각조각 나누어 발표했고, 결국 관시성, 광둥성, 심지어 대도시 상하이를 포함한 12개 이상의 지역에서 H5N1이 창궐하고 있다는 사실을 마지못해 인정했다. 열흘 후, 광저우의 최고위 공직자인 첸 카이지(Chen Kaizhi)는 광둥성 인민대표대회 연설에서 고위 관료의 놀라운 과학적 무지를 드러냈다. "이 병은 수백 년 전부터 있어 왔고, 예방과 치료가 가능합니다. 효과적인 백신도 있습니다. 감염된 사람도 없습니다. 그런데 왜 이렇게 소란스럽습니까?" 첸은 나아가 홍콩 보건당국과 세계보건기구 및 기타 '외부인들'의 히스테리를 전통적인 지혜와 대비시켰다. "과거 어려웠던 시절에는 닭고기를 먹을 수 있도록 닭이 병에 걸리기를 바랐습니다. 집에서 키우던 닭이 고개를 떨구면 '잘됐다, 이제 닭고기를 먹을 수 있겠다'고 했죠. 이제 우리는 너무나 발전한 나머지 병에 걸린 닭을 먹는 것이 금지되었습니다."[30]

물론 첸은 광둥성 등 각지의 발병 사실이 은폐된 것으로 말미암아 수천 명의 사람들이 병에 걸린 닭고기 제품을 이미 소비했다는 사실을 무시했다. 한편, 중국에서 발생한 의심 사례들을 보도했거나, 첸과 같은 관리들의 무지를 감히 비판한 홍콩 언론사들은 1년 전 사스 보도를 억압하는 데 사용되었던 악명 높은 본토 법령에 따라 법적 조치를 당할 위험에 처했다.

표 2 감염병의 은폐

국가	공식 발생 보고일	실제 발생일
대한민국	2003년 12월 12일	
베트남	2004년 1월 8일	2003년 10월
일본	2004년 1월 12일	
태국	2004년 1월 23일	2003년 11월
캄보디아	2004년 1월 24일	
중국	2004년 1월 27일	2003년 초
라오스	2004년 1월 27일	
인도네시아	2004년 2월 2일	2003년 8월

관찰자들이 중국에 잠시 존재했던 과학 및 의학적 '투명성' 정책이 왜 퇴색했는지 분석하는 사이에, 세계동물보건기구와 세계보건기구는 아시아에서 H5N1의 파국을 종식시키기 위한 유일한 희망이었던 중국의 가금류 살처분 조치가 체계적이지 않고, 때로는 형식적으로 진행되고 있다는 사실을 심각하게 우려했다. 군대의 감독하에 수감자들을 동원하여 수백만 마리의 닭을 산 채로 묻은 태국에서는, 우리가 보았듯이 소규모 생산자의 닭들은 예외없이 살처분한 반면, 기업의 닭들은 특별 대우를 받았다. 활동가들은 "수출업자들의 부를 위해서 노동자와 소비자의 건강은 뒷전이라는 사실이 명백하게 드러났다"고 비난했고, 세계보건기구는 농민과 살처분 작업자들을 감염으로부터 보호하는 데 소극적인 태도를 보인 정부를 질책했다. 태국 당국은 또한 탁신 총리가 특유의 외국 혐오적인 방식으로 감염병 유행의 시작을 "외국에서 온" 야생조류 탓이라고 비난한 후, 야생 조류와 도시 비둘기를 불필요하게 도살하는 데 귀중한 시간을 낭비했다.[31]

사스 유행에 유능하게 대처해서 세계보건기구의 찬사를 받았던 베트남 정부는 전반적으로 보다 협조적이었지만, 베트남의 빈곤과 대부분 소규모 농가에 분산되어 있는 가금류 산업의 특성은 효과적인 바이러스 방역망을 구축하는 데 큰 어려움을 주었다. 가난한 농부들은 감염 소식을 숨기고 고가의 싸움닭들을 숨겼으며, 시골 지역의 반발 여론이 고조되는 가운데 정부는 살처분 지역을 반경 0.5킬로미터보다 확대하거나 — 세계보건기구는 3킬로미터를 권고했다 — 바이러스를 보균하고 있을 가능성이 있는 오리를 살처분하는 것을 주저했다. 마찬가지로 농장을 소독하고 오염된 가금류 분뇨를 처리하는 작업은 끝이 없어 보였으며, 청소 작업자의 장화나 의복을 통해 바이러스가 추가로 전파될 위험이 항상 존재했다. 한 지역에서 집단발병이 억제되기가 무섭게 다른 지역에서 새로운 집단발병이 발생했다. 닭과 오리와 함께 밖에서 자주 놀고 가금류의 배설물에 지속적으로 노출되는 어린이들은 근절이 불가능해 보이는 이런 지역사회 발병에 특히 취약한 것으로 나타났다.[32]

한편 메가와티 수카르노푸트리(Megawati Sukarnoputri) 인도네시아 대통령은 수백만 마리의 닭을 살처분하는 것을 주저했고, 대신에 백신 접종 캠페인을 제안했다. 다른 아세안 국가들의 격렬한 항의가 이어지자, 인도네시아는 마지못해 조류 살처분을 시작했지만, 그 조치가 제대로 시행되었다고 믿는 전문가는 거의 없었다. 그럼에도 세계보건기구가 가장 다루기 어려웠던 상대는 여전히 중국이었다. "우리는 중국이 조치를 취할 수 있는 기회가 얼마 남지 않았다고 반복해서 말했습니다". 세계보건기구 대표가 2004년 2월에 경고했다. "최근의 소식[후난성과 후베이성에서의 집단발병]은 그 기회의 창이 하루 하루 닫히고 있음을 강력하게 시사합니다."[33] 2월에는 ≪랜싯≫이 중국의 상황에 대해 "동물 질병 감시체계는 없는 것과 다름없으며, 이 진공상태 속으로 세계의 보건 체계가 절망과 공포 속에서 빨려 들어갈 수도 있다"고 경고했다.[34]

2월은 베트남과 태국에서 새로운 인간 희생자가 발생했고, 중국과 인도네시아에서 조류의 집단발병이 추가로 발생하는 등 정말 끔찍한 달이었다. 미국, 유럽, 일본 연구소의 최고 전문가들이 보강된 세계보건기구 팀은 방어할 수단이 거의 없는 세계적인 팬데믹이 임박했다는 가능성에 맞서 고군분투했다. 1997년에 개발된 실험 단계의 백신은 GenZ 바이러스에 효과가 없었는데, 이 변종은 가장 저렴하고 가장 많이 사용되는 항바이러스제인 아만타딘(amantadine)에도 내성을 보였다.[35]

가장 걱정스러운 사실은 이 새로운 변종이 과학계가 경험한 어떤 인플루엔자보다도 더 치명적이었다는 것이다. 바이러스성 폐렴을 일으키는 과정에서 GenZ는 과도하게 활성화된 환자의 면역 체계가 폐 등의 장기들을 파괴하는 치명적인 현상인 "사이토카인 폭풍"을 놀라울 정도로 잘 유도했다. 3월 9일까지 GenZ에 감염된 환자의 3분의 2가(33명 중 22명) 사망했으며, 1997년에 유행했던 사촌과는 달리, 성인뿐만 아니라 유아와 청소년에게도 심각한 경과를 보였다.[36] 과학자들은 세계를 정복할 준비가 된 이 바이러스의 재배열체 변이종이 나타날까 봐 매일 걱정하고 있는데, 거듭된 경고에도 불구하고 여러 국가 중 캐나다만이 팬데믹 위협에 대응하기 위한 대응을 진지하게 준비하기 시작했다.[37] 그러는 사이에 약 1억 2,000만 마리의 닭을 산 채로 묻거나, 소각하거나, 감전시키거나, 가스에 중독시켜 살처분시키는 암울하고 더러운 작업만이 악몽 같은 바이러스와 그에 취약한 인류의 치명적인 만남을 막는 희망이 되었다.

3월 중순에 들어서자 감염병이 갑자기 진정되는 것처럼 보였다. 3월 16일, 중국은 49개 위험 지역 모두에서 바이러스를 박멸했다고 발표했고, 이 승리의 성명은 유엔식량농업기구(FAO)와 세계동물보건기구의 우려를 자아냈는데, 이는 국제적인 지침에 따르면 한 지역이나 국가가 조류독감이 없다고 선언하기 위해서는 6개월 동안 가금류를 주의 깊게 감시해야 한다고 되어 있기 때문이었다. 국제기구들은 위기가 끝나지 않았다고 경고했으며, 각국이 충분한 감시체계와 생물학적 보안이 갖추어질 때까지 가금류를 재입식하지 말라고 권고했다.[38] 그럼에도 불구하고 베트남도 중국의 사례를 따라서 3월 30일에 발병 종식을 선언했다.

태국 역시 훌륭한 성과를 올리고 있으며 곧 승자의 대열에 합류할 것이라고 암시했다. 어쨌든 은폐와 공식적인 거짓말, 몇 개월간의 손실, 그리고 엉성한 살처분과 구멍 뚫린 인플루엔자 감시망에도 불구하고 대규모의 닭 살처분이 마침내 전세를 역전시킨 것처럼 보였다. 팬데믹이 임박했다는 세계보건기구의 경고가 덜 시급해진 것처럼 보였고, 보다 낙관적인 사람들, 특히 정치인과 수출업자들은 H5N1을 물리쳤다고 생각했다. 하지만 아쉽게도 바이러스는 잠시 휴지기를 가졌을 뿐이었다.

7장
심연의 가장자리

팬데믹? 가능성이 매우, 매우 높다.[1]

세계보건기구 아시아지역 책임자

조류독감이 동남아시아 시골 지역에 미친 경제적 영향은 막대했다. 수천 명의 소규모 양계 농가가 파산하여 폐업으로 내몰렸고, 그 결과 체라바논의 말대로 기업이 들어설 수 있는 공간을 내어주었다. 한편, 아시아에서 발생한 H5형 조류독감에 이어서 북미에서 발생한 H7형 조류독감이 촉발한 전례 없는 시장 혼란을 틈타 대형 가금류 생산업체들은 서로의 시장에 침투해 들어갔다. 1월말, 미국에서는 타이슨과 필그림스 프라이드(Pilgrim's Pride) 같은 대기업들이 수입 금지된 태국의 물량을 대체하기 위한 수출을 서두르면서 "이미 조류독감 바이러스로부터 수익을 올리고 있었다". 한편 CP그룹은 닭고기 가격이 급등한 이 기회를 잡기 위해서 대만 등 유통이 금지되지 않은 국가에 있는 공장의 수출을 늘림으로써 스스로 초래한 재앙을 약탈의 기회로 삼았다. 체라바논은 현재와 미래의 유럽연합 수입 통제를 상쇄하기 위해 루마니아, 러시아, 우크라이나에 가금류 사업을 확장한다는 야심 찬 계획을 발표했으며, 인플루엔자로 촉발된 세계적인 닭고기 산업 구조조정을 통해 곧 큰 수익을 올릴 것이라고 투자자들을 안심시켰다.[2]

닭고기를 생산하는 대기업들에게 돌아온 이 모든 희소식은 H5N1 GenZ의 엄청난 위협을 이해하기 위해 고군분투하는 연구자들에게는 위로가 되지 못했다. 로버트 웹스터 세인트주드병원그룹(Robert Webster's St. Jude Hospital group)의 자원과 홍콩대학교(University of Hong Kong), 그리고 아시아 각지의 전문가들이 결합한 거대한 연구 컨소시엄이 2003-4년에 유행한 균주의 유전적 계보와 분자 구조를 밝히기 위해 맹렬하게 연구했다. 그 연구 결과는 충격적이었다.

연구진은 2004년 7월 ≪네이처(Nature)≫에 기고한 서한에서 이전에 조류독감 통제에 성공했던 경험에도 불구하고 — 이제 가금류에 무증상 감염 상태로 안정적으로 자리 잡아버린 — 조류독감을 퇴치하는 것은 거의 불가능하다고 경고했다. "H5N1은 이제 아시아의 가금류에 있어 풍토병이 되었으며, 인간에게 장기적으로 팬데믹 위협을 가할 수 있는 생태학적 틈새를 확보했다." 게다가 3월에 발병이 급감한 것은 닭의 대량 살처분보다는 인플루엔자의 계절적 주기와 더 관련 있을 수 있다.[3]

연구진은 각 단백질의 아미노산 배열을 하나하나 분석하여 GenZ의 구조에 대한 상세한 지도를 확보했지만 그럼에도 그 기능적 구성에 대해서는 여전히 제대로 설명하지 못해서 당혹스러워하고 있다. 말하자면, 연구진이 단백질의 구성은 속속들이 알게 되었음에도 불구하고 그것이 어떤 작용을 하는지에 대해서는 단편적으로밖에 파악하지 못한 것이다. 그들은 H5N1의 12개 이상의 유전자형 간의 길고 긴 경쟁에서 유일하게 살아남은 GenZ가 환경에 매우 잘 적응한 변종이며, 서로 다른 인구집단과 생물종을 오가면서 빠르게 진화하고 있다는 사실을 파악했다. 연구진은 또한 자연선택의 압력이 인간에게 중증도가 증가하는 방향으로 작용하고 있다는 무서운 사실도 알았는데, 반면에 베트남과 태국에서 발생한 인체 감염 균주에서 인체 감염을 가능하게 하는 분자 수준의 구조물은 밝혀내지 못했고, 그런 측면에서 왜 H5N1이 아직 팬데믹을 가능하게 할 정도의 감염성을 획득하지 못했는지도 설명하지 못했다.[4]

연구자들의 우려대로 GenZ는 봄이 끝날 무렵 슬금슬금 돌아와서 5월 말에 태국의 한 대학 연구용 농장에 있는 닭과 물새 무리를 감염시켰고, 7월이 되자 베트남, 태국 중부, 그리고 중국 안후이성까지 광범위하게 퍼졌다. 태국 당국은 다시 철새를 탓하며 대응요원들에게 열린부리황새를 박멸하고 그 새들이 둥지를 튼 나무를 베어버리라고 지시했다.[5] 8월 중순, 말레이시아의 수의사들은 태국에서 시합을 마치고 돌아온 한 쌍의 싸움닭에서 말레이시아의 첫 H5N1 사례를 발견했다. 상금을 놓고 경쟁을 벌이는 이 귀중한 새들이 감염병의 매개체였다는 불편한 진실을 드러내는 사례였다. 그제야 베트남은 호치민시 남서쪽 하우장성에서 어린 자매 두 명을 포함한 세 명의 환

자가 7월 30일과 8월 3일 사이에 사망했다는 사실을 뒤늦게 발표해서 희망을 산산조각 냈다.[6]

9월에는 태국에서 18세의 싸움닭 조련사가 사망한 것을 시작으로, 인명이 희생되고 있다는 소식이 전해지면서 상황이 심각해졌다. 그 후 2주 동안 11세 여아와 13세 남아가 사망했고, 다른 아홉 명의 소아 환자들이 중환자실에 입원했다. 세계보건기구 서태평양지역 책임자인 시게루 오미 박사(Dr. Shigeru Omi)는 9월 중순에 "바이러스 확산을 막기 위한 노력이 강화되지 않으면 대유행이 발생할 가능성이 매우 높다"고 강조했다.[7] 정부가 대응을 잘하고 있다고 국제 여론을 호도하려는 어리석은 시도로, 유콜 림람통(Yukol Limlamthong) 축산개발부(Department of Livestock Development) 국장은 조류독감에 의한 집단 폐사가 "일부 뉴스에 보도된 것처럼 수백 곳이 아니라 23개 성(province) 56개 지역에서만 발생했다"고 강조했다. 격분한 보건부 장관 차랄 트린우티퐁 박사(Dr. Charal Trinwuthipong)는 즉시 림람통 국장의 축산개발부가 질병 발생 감시와 보고를 소홀히 하고 있다고 강력하게 비난했다. "그들은 나아진 것이 없다! 지난번에도 얼마나 형편없었던가. 그런데 지금도 여전히 그렇다."[8]

태국 정부 부처들끼리 옥신각신하는 동안, 태국의 여러 지역에서 H5N1과 H3N2가 동시에 발생하면서 변종 간의 유전자 재배열에 대한 우려가 다시금 고개를 들었다. 주요 공중보건 전문가들의 간청에도 불구하고 탁신 총리는 바이러스에 노출된 국민을 보호하기 위한 백신을 유럽으로부터 수입하기를 거부했다. 반면에 그는 캄보디아에서 새로 발생한 유행의 원인이 CP그룹의 캄보디아 유한회사에서 유통한 닭이라는 캄보디아 농부들의 당혹스러운 주장에 대항해서 CP그룹을 강력하게 옹호했다.[9] 그는 또한 CP그룹을 돕고자, 오염된 닭고기를 물물교환으로 거래할 것을 모스크바에 제안했다. 태국 공군이 사용할 수호이 SU-30 전투기를 구입하는 대신에 어마어마한 양의 닭고기를 공급하겠다고 제안할 것을 모스크바 주재 대사에게 지시한 것이다. 블라디미르 푸틴은 당연히 이 거래를 거절했다.[10]

그러나 이 모든 것은 9월 28일 세계보건기구가 세계에 알린 끔찍한 소식의 서막에 불과했다. 캄펭 펫(Kamphaeng Phet)의 프라니 통찬(Pranee Thongchan)은 병에 걸린 딸로부터 감염되어 사망했는데, 그녀는 인간 대 인간 감염으로 이 바이러스에 걸렸을 가능성이 큰 첫 희생자였다(서문 참조). 구동독 출신의 수의사이자 현재 세계보건기구 글로벌 인플루엔자 프로그램 책임자인 클라우스 스토어(Klaus Stohr)는 이 사례가 역학적으로 "일회성인 사건"에 그쳤다며 대중을 안심시킨 한편, 질병통제센터의 과학자들은 사망한 모녀의 바이러스 검체 염기서열을 엄청난 속도로 분석해서 GenZ 유전자에 "주요 변이가 생겼거나, 더 우려스럽게는 인간 인플루엔자 바이러스와의 재배열체가 만들어진 것"은 아닌지 조사했다. 이는 조류독감 유행 지역 주민에게 백신을 접종하지 않은 결과로 생겨날 수 있는 사건이었다. 세계보건기구와 유엔식량농업기구는 공동 성명을 발표해서 조류독감이 이제 "세계적으로 중대한 위기"가 되었다고 경고했다.[11]

검체에서 인간 인플루엔자 바이러스의 유전자는 발견되지 않았지만 프라니의 죽음은 태국의 국제적 신용을 근본부터 뒤흔드는 지진과도 같았다. 닭고기 수출뿐만 아니라 태국 국내총생산(GDP)의 6%를 차지하는 관광 산업이 위협을 받게 되었다. 탁신 총리는 농촌 주민들의 '무지'를 조류독감 확산의 원인으로 지목하며 격노했고, 기업형 가금류 생산업체의 귀에는 음악과도 같은 소식으로 농가 마당에서 가금류를 키우는 것을 금지하겠다고 위협했다. 그는 장관들에게 한 달 안에 조류독감을 박멸하지 않으면 목이 잘릴 것이라고 위협했다. 그리고 축산 당국이 가금류에 대한 감시를 제대로 하고 있지 않다는 비난에 직면한 탁신 총리는 백만 명의 자원봉사자들이 나서서 전국에서 병든 닭을 찾아줄 것을 호소했다.[12]

그러나 소규모 농가와 야생 조류에 대한 탁신의 성전에도 불구하고 더 많은 죽음이 이어지는 것을 막지 못했다. 10월 초에 사망한 아홉 살 칸다 실루앙곤(Kanda Siluangon)의 이웃들은 "닭들이 죽어간다는 사실이 처음 보고된 이후 한 달 동안 지역 및 지방 정부의 축산 담당자들은 아무 조치도 취하지 않았다며 비난했다".[13] 그로부터 며칠 후, 닭고기 가공공장에서 일하던 여성 노동자 한 명이 사망했고, 10월 중순에는 농가에 사는 14살 소녀가 사망했다. 그러나 10월의 가장 예상치 못한 희생자들은 크고 작은 고양이과 동물들이었다. 사육사들이 겁에 질려 속수무책으로 지켜보는 가운데 방콕 인근의 유명한 스리라차 호랑이 동물원(Sriracha Tiger Zoo)에 있던 벵골 호랑이 80여 마리가 급성 바이러스성 폐렴으로 사망했던 것이다. 이 호랑이들의 주식은 익히지 않은 닭고기였다.[14]

2004년 늦가을에는 무서운 전망이 쏟아졌다. ≪뉴스위크(Newsweek)≫가 저명한 미생물학자에게 팬데믹이 정말 일어날 것인지 물었을 때, 그는 "우리는 판데믹이 왜 아직도 일어나지 않고 있는지 제대로 이해하지 못하고 있다"고 대답했다.[15] 당시 연구자들 사이에는 H5의 팬데믹이 단순히 임박한 것이 아니라 예상보다 '늦다'는 견해가 폭넓은 공감대를 얻고 있었다. 이 긴급한 메시지를 뉴스 미디어, 의료계 전반, 비정부기구, 그리고 궁극적으로는 전 세계의 대통령, 총리, 국왕들에게 전달하는 것이 (이론적으로는 인류의 의학적 양심인) 세계보건기구에게 맡겨진 시급한 과제였다. 중국과 미국을 비롯한 강대국의 이해관계에 과도하게 얽매인 결과 균일하고 통일된 대응이 제대로 조직되지 못했고, 일부 자극적인 헤드라인과 수사적인 약속은 있었지만 현장의 전문가들이 촉구하는 진정으로 결정적인 조치는 전혀 이루어지지 않았다.

많은 연구자와 활동가들은 세계보건기구가 경보를 울리는 데 너무 소극적인 것은 아닌가 하는 의문을 가졌다. 이들은 특히 세계보건기구의 인플루

표 3 사망자의 규모는 어느 정도일까?

1957년 사망	200만
1968년 사망	70만
1968년 자료에 기반한 추정(Stohr)	200~740만
1918년 사망	4000만~1억
오미(Omi)의 추정	700만~1억
1918년 자료에 기반한 추정	최대 3억 2500만
H5N1 자료에 기반한 사망 추정	10억

엔자 총책임자인 클라우스 스토르(Klaus Stohr)가 회의적인 각국 정부로부터 세계보건기구에 대한 협조를 얻어내기 위해 의도적으로 H5N1의 위험성을 축소하고 있는 것은 아닌지 우려했다. 예상되는 사망자 수에 대한 질문에 스토르는 미국질병통제센터의 연구를 근거로 세계적으로 200만 명에서 740만 명이 사망할 것으로 예상했지만, 질병통제센터의 보건경제학자 마틴 멜처(Martin Meltzer)가 도출한 이 수치는 1968년에 있었던 소규모의 유행을 기반으로 한 것이었지만, 대부분의 인플루엔자 전문가들은 H5N1이 1918년에 유행했던 바이러스만큼 치명적일 수 있다는 점을 걱정했다. 미네소타 대학교의 감염병 연구 및 정책센터의 존경받는 센터장인 마이클 오스터홀름(Michael Osterholm)은 스토어의 신중한 추정치를 "다소 터무니없다"고 평가했다.[16]

세계보건기구의 오미 시게루(Shigeru Omi)가 11월 29일 언론과의 인터뷰에서 1918년의 사례를 들며 "우리는 사망자 규모를 최소 700만 명으로 이야기했지만, 그보다 더 많은 1,000만, 2,000만, 최악의 경우 1억 명이 사망할 수도 있다"고 경고하자, 대부분의 과학계는 안도했다. (그럼에도 오미의 추정치는 여전히 보수적인 편이었다. 1918년의 최대 추정 사망자 수를 오늘날의 세계 인구를 감안해서 산출하면 3억 2,500만 명이라는 수치가 나온다.) 이제 공론화가 시작되었고, 홍콩대학의 말릭 페이리스 같은 최고 전문가들도 즉시 오미의 수치가 "최신 연구와 일치한다"고 지지했다.

세계보건기구는 결국 다수 의견에 굴복하여 스토어의 반대에도 불구하고 스토어의 추정치를 "최상의 상황에서의 결과"로 수정했고, "최악의 상황"에서 예상 사망자는 5,000만 명 선이 될 것이라는 공식 입장을 내놓았다. 그러나 일부 역학(epidemiology) 전문가들은 5,000만 명도 희망 사항이라고 생각한다. 이들은 1918년의 사망률이 아닌 현재 GenZ 변종의 치사율(즉, 2.5% 대 72%)을 반영해서 산출한 결과를 바탕으로, 진짜 최악의 시나리오가 벌어지면 10억 명에 가까운 사람들이 사망할 것이라는 사실을 관계자들에게 경고했다.[17]

8 장
국가안보의 취약성

인간의 노력에도 불구하고, 아시아의 H5N1 인플루엔자와
유럽의 H7N7 인플루엔자에서 진행되고 있는 자연의 실험은
가장 심각한 생물학적 테러 위협이 될 수 있다.[1]

리처드 웨비와 로버트 웹스터

2004년 12월 3일, 미국 보건복지부 장관 토미 톰슨(Tommy Thompson)이 사임 기자회견을 열었다. 그의 재임기에 굴곡 많고 강압적인 정책들을 시행하는 과정에서 국립보건원(NIH) 등의 질병 연구자 대부분이 소외되었다.[2] ≪뉴욕타임스≫에 따르면, 부시 대통령의 재선 후 개각에서 교체된 다른 일곱 명의 각료들과는 달리 톰슨은 "자신에게 주어진 질문에 예상 밖으로 솔직하게 답변했다"고 한다. 예를 들어, 그는 늘 제약산업을 염려하는 의회가 메디케어 처방약의 가격 협상에서 약가를 낮출 수 있는 권한을 자신에게 주지 않았다고 불평했다. 또한 바이옥스 등의 의약품 안전성에 대한 논란이 불거졌던 시기에, 독립적인 감시가 필요하다는 식품의약청의 비판에 동의했다. "무엇이 가장 우려되느냐는 질문에 톰슨은 인간 인플루엔자 대유행의 위험성을 지적했다. … '이 문제는 세계인의 건강에 악영향을 미칠 수 있는 정말 거대한 폭탄'이며, 3,000만에서 7,000만 명의 사망자가 발생할 수 있다고 했다."[3]

장관이자 세계 최고의 의료 정보에 접근할 수 있는 사람의 입장에서 답한 것이지만, 연방정부 전체 예산의 4분의 1에 해당하는 5,430억 달러의 예산을 쓰는 이 부서가 문제를 해결하기 위해 한 일이 너무나 적었다는 사실에 큰 위기감을 가지게 되었다는 톰슨의 말에 모든 기자들이 깜짝 놀랐다. 예를 들어, 톰슨 장관이 재직했던 마지막 회계연도에는 수백만 명의 생명을 구할 조류독감 백신 개발보다도 '혼전순결 교육(abstinence education)'에 더 많은 예산이 배정되었다.[4] 이는 부시 정권이 공중보건 우선순위를 왜곡함으로써 모든 미국인, 특히 어린이, 노인, 의료보험 미가입자를 위험에 처하게 만든 한 가지 예에 불과했다. 톰슨 장관 재임 기간에 보건복지부와 국방부는 천연두나 탄저균과 같은 가상의 생물학적 위협으로부터 국가를 지키기 위해 145억 달러를 지출했지만, 가장 위험하고 현실화할 가능성이 높은 '생물 테러범'인 조류독감에 대처하기 위한 사업에는 무척 인색했다. (톰슨 장관의 개인적인 우려에도 불구하고) 팬데믹 위협에 대한 정부의 안일한 대응은 빙산의 일각에 불과하다. ≪랜싯≫의 편집자 리처드 호튼은 "지난 한 세대 동안 미국의 공중보건 체계는 서서히 그리고 조용히 해체되어 왔다"고 기고했다.[5]

공화당뿐만 아니라 민주당 집권기에도 워싱턴은 각 지역의 보건 관련 예산이 삭감되고, HMO* 개혁의 여파로 병원들의 의료재난 대응 역량이라는 필수적인 기능이 약화되는 동안 이를 방치했다[미국 회계감사원(Government Accounting Office, GAO) 2004년 보고서는 "주요 공중보건 위협에 대응할 준비가 되어 있는 주는 하나도 없다"고 지적했다].[6] 또한 연방정부는 새로운 백신과 항생제 개발이 이루어지지 않아서 문제가 심각해지고 있음에도 이를 방치했는데, 이 문제는 제약업계가 수익성이 충분하지 않다고 판단되는 분야의 제품 개발을 중지하면서 비롯된 것이다. 백신 설계 및 제조 기술에 있어서 혁신적인 돌파구를 찾는 능력도 쇠퇴했는데, 이는 정부나 제약 업계의 지원이 부족했기 때문이었다.

레이건 시대에 우선순위가 높은 의료 분야는 감염병이나 지역사회 중심의 의료 문제보다는, 선거에서 표를 얻기에 유리한 암이나 심장병과 같은 '중산층'의 건강 문제였다. 이에 따라 1980년대 초에 연방정부 예산이 무자비하게 삭감되었고, 그 결과로 1987년이 되자 미국 의학원(Institute of Medicine)은 미국이 신종 질병의 위협에 대비가 되어 있지 않다고 지적하기에 이르렀다. 연구소는 다음과 같이 선언했다. "미국의 의료 일선에서 감염에 대한 대비 태세와 효율성이 저하된 것은 잘못된 결정에 바탕을 둔 예산 삭감 때문에 필수적인 연구 및 교육 프로그램이 중단될 수밖에 없었기 때문이다."[7]

의료 개혁에 전략적으로 집중한 클린턴 행정부가 마침내 새로운 바이러

* Health Maintenance Organization, 건강관리기구, 일종의 민간의료보험

스의 위험에 적절히 대처할 수 있도록 국가를 다시 무장시킬 것이라는 기대가 컸지만, 작가 그렉 베어먼(Greg Behrman)의 "전 세계에 에이즈가 대유행하는 중에 워싱턴이 어떻게 눈 감고 있었는지"에 대한 쓰라린 역사적 기록에서 지적했듯이, 클린턴의 공중보건 정책은 재정적자 감축이라는 행정부의 맹목적인 기조와 1994년 이후 공화당이 의회 다수당이 된 상황에 의해서 퇴색되었다.[8] 그럼에도 클린턴의 보건복지부 장관인 도나 샬랄라(Donna Shalala)는 1993년에 국립백신프로그램국(National Vaccine Program Office, NVPO)을 주축으로 인플루엔자 대유행 대비 계획을 수립해 냈다. 1997년에 홍콩에서 인플루엔자 유행이 발생했을 때 질병통제센터가 대응을 담당했는데, 샬랄라는 연방정부의 대응에 필요한 전문기술 부문의 준비를 할 것을 국립백신프로그램국에 지시했다. 그러나 조치는 대부분 단순한 행정적인 재배치에 그쳤고, 백신 개발이나 지역 공중보건 기관에 대한 재투자를 촉진하는 효과는 거의 보지 못했다.

2000년 10월, 회계감사원은 조류독감 백신 개발이 거의 진척되지 않고 있다며 보건복지부를 질타했다. 회계감사원은 팬데믹이 확산되기까지 미국이 대비할 수 있는 시간이 한 달(또는 그 이하)에 불과할 수 있다고 경고했으며, 보건복지부가 백신 제조 능력 확대를 위한 비상 계획을 마련하지 못하고 있다고 비난했다. 또한 평상시와 같이 민간 부문에 의존하는 정책에 큰 모순이 있다고 지적했다: "[독감철] 이후에는 백신 시장이 존재하지 않기 때문에 제조사는 8월 중순에서 12월 사이에 생산 시설을 다른 용도로 전환한다." 최소한의 조치로, 보건복지부는 생산 라인을 일 년 내내 전면 가동할 수 있는 방법을 찾아야 할 뿐만 아니라, 백신생산 기업을 다변화해야 했다. 또한, 회계감사원은 최고의 인플루엔자 전문가들이 정부에 '기적의' 뉴라미니데이스 억제제인 오셀타미비르(상품명 타미플루)를 최대한 많이 확보해 달라고 간청하는 와중에도 항바이러스제 비축 여부를 고심하고 있다며 보건복지부를 맹비난했다. 회계감사원의 보고서는 거의 8년에 걸친 '일련의 과정'에도 불구하고 실질적이거나 유의미한 '계획'을 달성하는 데 실패했음을 드러냈다.[9]

한편, 의회의 공화당 지도부는 클린턴의 건강보험 개혁을 효과적으로 막아낸 것에 더해서, 사회보장 관련 정책들의 예산을 삭감했다. 클린턴이 대폭 늘렸던 주정부 예방접종 사업에 대한 연방 지원금이 주된 목표물 중 하나였는데, 경우에 따라서는 지원금이 50% 이상 삭감되기도 했다. 2000년에 시행된 국립보건원(NIH)의 연구에서 강조되었듯이, 인플루엔자 백신 접종 정책은 질병과 사망을 예방할 수 있는 수준에 크게 못미치고 있었다. 국립보건원은 인종 및 소득에 따른 인플루엔자 백신 접종률 격차가 현저하다고 지적했으며, 흑인(22%), 라틴계(19%), 무보험자(14%)의 백신 접종률이 낮은 것은 연방정부의 예산이 삭감된 것뿐만 아니라, 미국인들이 인색한 HMO에 의료비를 의존하기 때문이라고 지적했다.[10] 로체스터대학교 연구진의 조사에 따르면, 65세 이상 흑인의 39%만이 인플루엔자 예방접종을 한 반면, 같은 나이의 백인 노인은 71%가 접종한 것으로 나타났다.[11] 과거에도, 오늘날에도 인플루엔자로 인한 사망률에는 인종에 따른 차이가 존재한다.

HMO를 중심으로 의료 서비스가 재편되고, 그 과정에서 미국 전역에 걸쳐 수백 개의 병원들이 문을 닫았는데, 그 결과로 여러 대도시에서 평소보다 환자가 급증하는 상황에 대처할 수 없게 되었다. HMO는 수익을 올리지 못하는 미이용 병상의 수를 냉혹하게 0으로 줄이는 것을 반드시 지켜내야 할 목표로 삼았는데, 이는 '적시 경영(just-in-time management)'이 과도하게 적용된 사례였다. 한편 공립병원은 만성적인 적자와 빈곤층과 의료보험이 없는 4,000만 명 이상의 미국인의 급증하는 수요 사이에서 이러지도 저러지도 못하고 있었다. 2003년 미국 응급의학회(American College of Emergency Physicians)에서 실시한 설문조사에 따르면 미국 국내의 응급실 약 4,000곳 가운데 90%는 의료 인력이 부족한 반면에 환자는 넘쳐나고 있어 환자가 급

증할 때 수용 여력이 거의 없는 상태였다.[12]

2002년 선거 후 미국 의학원(Institute of Medicine)은 아버지 부시와 클린턴 시대를 우울하게 되돌아보았다. 의학원이 과거에 권고했던 많은 과제들이 이행되지 않았으며, "1988년에 무질서했던 공중보건 체계가 오늘날에도 여전히 무질서한 상태"라는 사실을 지적했다.[13] 미국 보건복지부 인플루엔자 프로그램의 모든 결함(특히 항바이러스제 비축량의 부족과 불충분한 백신 제조 능력)을 포함한 이런 '무질서'를 테드 케네디(Ted Kennedy)가 "실용적 보수주의자"로 평한 전 위스콘신 주지사 토미 톰슨(Tommy Thompson)이 물려받았다. 클린턴 행정부의 공중보건 부문 대응은 분명 실망스러웠지만, 새로운 부시 행정부는 도시지역 공중보건의 총체적인 붕괴를 막기 위해 싸워온 모든 사람에게 두려움을 안겨주었다. 그러던 중인 2001년 9월, "무기화된" 탄저균에 오염된 독극물 편지에 의해서 이 과제는 또다시 뒤로 밀리게 되었다. 훗날 시행된 DNA 염기서열 분석 결과, 공격에 사용된 탄저균이 메릴랜드 주 포트 디트릭(Fort Detrick)에 있는 육군부대 실험실에서 유래한 것이 거의 확실하다는 사실이 밝혀졌지만, '내부 소행'일 가능성이 있었던 이 사건은 이라크, 알카에다 등 외부의 적에 의한 '생물테러'에 대한 국가적 히스테리를 정당화하는 근거가 되었다.[14]

구체적인 증거나 위협이 정말로 존재하는지에 대한 제대로 된 논의가 거의 없었음에도 대부분의 공중보건 운동 단체들은 물론 존 에드워즈(John Edwards)나 테드 케네디 같은 민주당의 주요 인사들까지도 생물테러 신화의 열렬한 추종자가 되었다. 심지어 자유주의 성향의 '미국의 건강을 위한 트러스트(Trust for America's Health)'조차도 마치 악의를 가진 자들이 메인 스트리트(Main Street)에서 보툴리누스균과 에볼라균이 담긴 작은 병들을 개봉할 것처럼 '생물테러의 시대'에 관한 주장을 늘어놓았다. 이 소위 "건강과 안보의 교차점"이 거부할 수 없는 매력을 지닌 것은, "생물 테러로부터 국민을 지키기 위한 주요 연구 및 생산 기획"인 바이오실드 사업(Project BioShield)에 부시 정부의 예산 수십억 달러가 책정되었다는 사실 때문이었다. 사유가 아무리 억지스럽더라도, 선의를 가진 많은 사람들은 공화당이 마침내 가치 있는 일에 돈을 투자하려 하고 있으며, 거대한 예산의 일부이나마 수십 년 동안 방치되어 온 진짜 필요한 곳에 사용될 것이라고 기대했다. 생물테러 방어를 위한 계획은 대부분 팬데믹 대응 계획에서 차용한 내용이기 때문에, 1999년에 국가 의약품 비축계획(National Pharmaceutical Stockpile)에 제대로 반영되지 않았던 인플루엔자가 '가장 위험한' 생물테러 요인이라는 정당한 지위를 부여받을 것으로 기대했다.

2001년부터 선도적인 인플루엔자 연구자들은 세계 의료계에 조류독감의 긴급한 위협을 경고하고, 부시 행정부와 각국 정부들이 즉각 취해야 할 조치들을 제시하기 위해 최선을 다하고 있었다. 인플루엔자 연구자들의 '교황'이라는 별칭에 걸맞게, 로버트 웹스터는 지칠 줄 모르고 다음과 같은 설교를 반복했다. "오늘날 팬데믹이 발생하면 다수의 병원 의료진이 질병에 걸릴 것이기 때문에 병원 인력은 부족해지고, 과부하가 걸릴 것입니다[사스의 교훈]. 제약회사의 직원들도 감염될 것이기 때문에 백신 생산에도 차질이 생길 것입니다. 지역사회의 필수적인 서비스도 중단될 것입니다. 보유하고 있는 백신, M2 억제제, NA 억제제는 빠르게 소진되어 대다수의 사람들이 감염에 취약해질 것입니다."[15]

웹스터는 뉴라미니다제(NA) 억제제인 오셀타미비르(타미플루)의 생산량을 늘리는 것이 특히 시급하다고 강조했다. 팬데믹 초기에는 백신이 보급되기 어려울 것이기 때문에 웹스터는 "NA 억제제[예: 오셀타미비르]를 지금 당장 대량으로 비축해야 한다"고 주장했다. 전략 물품임에도 로슈(Roche)가 스위스의 공장 한 곳에서 독점 생산하고 있는 이 항바이러스제*는 "심각할 정도로 공급이 부족"했기 때문에 웹스터와 그의 동료들은 정부의 단호한 조치가 필요하다고 강조했다. 대책을 강구하지 않으면 생명을 살리는 소량의 타미플루를 두고 치열한 경쟁이 벌어질 것이었기 때문이다. "이 약을 누가 먹어야 합니까? 의료종사자와 필수 서비스 종사자들이 우선이라는 것이 분명하지만, 누가 그것을 판단하지요? 선진국 국민들이 필요로 하는 양에도 턱없이 부족할 것이고, 여타 세계의 상황은 말할 필요조차 없을 것입니다."[16]

웹스터는 새로운 맨해튼 프로젝트를 요구한 것이 아니다. 다만 신중하게 충분한 양의 항바이러스제를 비축할 것을 촉구했다. 그러나 그를 비롯한 인플루엔자 전문가들의 요구는 거의 3년 동안 무시되었다. 보다 보편적으로 "생물테러를 관리하는 가장 좋은 방법은 기존의 공중보건 위협에 대한 대응체계를 개선하는 것"이라는 주장도 마찬가지였다.[17] 부시 행정부는 대신에 톰 클랜시(Tom Clancy)도 당황하게 했을 공상적인 시나리오를 근거로, 천연두와 탄저균에 대한 백신 접종 사업을 신속하게 추진했다. 실제로 바이오쉴드 사업은 사담 후세인이 미국에 대해 생물무기를 사용할지도 모른다는 근거 없는 공포를 퍼뜨려서 이라크 침공에 대한 지지 여론을 확보하기 위해 고안된 것이었다. 어쨌든 미국은 일부 전문가들이 이미 재고가 충분하다고 주장하는 천연두 백신 비축을 확대하는 데 10억 달러를 지출했다. 수십만 명의 미군은 의무적으로 백신 접종을 받았지만, 천연두 접종 사업의 2순위 접종 대상인 일선 의료종사자들은 대부분 '자발적' 참여를 유도하려는 정부의 감언이설에 넘어가지 않았다.

이와 같은 실패와 사용되지 않은 수백만 도즈의 백신 재고에도 불구하고

* 오셀타미비르(상품명 타미플루)는 2017년 8월 이후 특허권이 종료되어 현재는 다수의 복제약이 생산되고 있다. 그러나 비단 타미플루뿐 아니라 다른 주요 치료제들도 특허권이 살아 있더라도 다수 환자의 생명이 위협받고 있고 다른 선택지가 없는 경우, 제약사에 적절한 이윤을 보장하면서도 환자가 구입 가능한 가격으로 공급할 제도적 장치들을 마련해야 할 것이다.

정부는 2세대 천연두와 탄저균 백신, 에볼라 열병과 같은 희귀한 감염병에 대한 백신 개발을 추진했고, 대부분의 공중보건 전문가들이 권장하는 "모든 위험"에 대비하는 전략 대신에 생물무기로 사용될 가능성이 있는 몇 가지 질병에만 초점을 맞춘 "분절화된 접근 방식"을 밀고 나갔다. 미국 하원에 증인으로 나온 토미 톰슨은 "의료 부문의 제품 개발은 대부분 민간투자자가 주도해야 한다"면서도 "드물지만 치명적인 위협"에 대비하기 위해 "모두가 절대 필요할 일이 없기를 바라는" 제품을 개발할 주체는 정부밖에 없다고 설명했다. 바이오실드 프로젝트가 가장 큰 사업으로 성장하면서 (2002회계연도에 30억 달러에서 2004회계연도에 50억 달러 이상으로 증가했다) 톰슨의 엉뚱한 논리는 곧 기대에 어긋난 결과를 가져와서 생물학적 공격에 대한 방어 논의 초기에 기대를 걸었던 열성 지지자들을 당황케 했다.[18]

예를 들어, 인플루엔자, 말라리아, 결핵처럼 많은 생명을 앗아가고 있는 치명적인 질병에 대한 연구로도 자금이 유입될 것이라던 기대와는 달리, 바이오실드 사업은 이 부문의 주요 연구자들 중 최고의 인재들을 빼갔다. 이 새로운 '두뇌 유출'에 대해 보고하면서 작가 메릴 구즈너(Merrill Goozner)는 유명한 캘리포니아 대학교 로스앤젤레스 캠퍼스(UCLA)의 유명 연구소가 "결핵에 대한 기초과학 연구"를 단계적으로 중단하고 "공중보건학적 중요성이 전혀 없는" 야토병(tularemia)을 연구하기로 한 사례를 제시했는데, 그 이유는 후자는 "정부가 지정한 잠재적 생물테러 물질 목록 A에 포함"되어 있고, 결핵은 그렇지 않았기 때문이다.[19] (다른 어떤 연구소 직원들이 실수로 야토병에 감염된 후, 일부 과학자들은 ≪뉴욕타임스≫와의 인터뷰에서 생물학적 공격에 대응하기 위한 연구 중에 발생하는 "누출" 사고가 "아직 불확실한 생물 테러의 위협에 필적하는 공중보건학적 위협이 될 수 있다"고 우려를 표명했다.)[20]

많은 감염병 전문가들에게 바이오실드 사업은 실제적인 공격이나 발병 확률과 반비례해서 우선순위가 설정된, 부시와 톰슨판 '거울 나라의 앨리스"*였다. "사담 후세인이 인플루엔자의 배후가 아니라서 너무 안타깝습니다"라고 정부의 백신 자문위원 중 정부 정책에 반대한 폴 오핏(Paul Offitt) 박사가 불평했다. "(그랬다면) 우리는 더 잘하고 있었을 것입니다."[21] 실제로, 가상의 생물학적 테러에 맞서 싸우려는 미국 보건복지부의 열의는 이미 "취약한" 상태의 인플루엔자 백신 공급에 대한 감독을 소홀히 하는 것과는 대조적이었다. 미국 회계감사원이 도나 샬랄라에게 경고했듯이, 팬데믹 상황에서 백신의 가용성은 평상시 생산의 안정성과 수요 급증 시의 대응 능력에 달려 있다. 그러나 2003-2004년 겨울과 2004년 초가을의 상황에 미국이 충격받은 것처럼, 백신 생산 체계는 전반적으로 거의 붕괴될 지경에 이르러 있었다.

"최근 일련의 폭로 기사에서 강조되었듯이, '거대 제약회사(Big Pharma)'는 미국에서 가장 수익성이 높은 산업이며, 미 의회에 가장 강력한 로비력을 유지하고 있다.[22] 정치자금을 넉넉히 지원받는 의회 덕분에 제약 업계는 터무니없는 가격을 책정한 만성질환(당뇨병, 고혈압, 천식 등) 치료제와 비아그라 같은 기능성 의약품(lifestyle enhancers) 판매로 돈을 긁어모으고 있다.

백신이나 항생제처럼 실제로 질병을 치료하거나 예방하는 제품은 수익성이 낮아서 감염병은 연구개발이 거의 이루어지지 않는 시장이 되어버렸다. 업계 분석가들이 지적한 바와 같이, 모든 백신의 세계 매출액이 화이자의 콜레스테롤 치료제 한 가지 제품의 매출보다 적다.[23] 매년 9만 명의 미국인이 병원 감염으로 사망하고 있음에도 불구하고 제약회사들은 새로운 항생제 개발에 소극적이다. 실제로 ≪네이처≫에 기고한 바 있는 마틴 리브(Martin

* 1871년에 출간된 루이스 캐럴(Lewis Carroll)의 책 원제목은 "Through the Looking-Glass"이다. 이 책 발간 이후 "through the looking glass"는 "정상적이거나 일반적으로 예상되는 것과는 반대되는 현상"을 의미하게 되었다.

Leeb)는 "마케팅의 관점에서 볼 때 항생제는 질병을 치료해 버리기 때문에 최악의 의약품"이라고 지적한다.[24] 거대 제약사들은 연구보다는 마케팅에, 신제품 개발보다는 기존 제품의 리브랜딩에, 예방보다는 치료에 투자하는 것을 선호하며, 실제로 현재 전체 매출의 27%를 마케팅에 지출하고 연구에는 11%만을 투자하고 있다. "수천 명이 사망할 수 있는 인플루엔자 유행을 예방하는 것은 발기부전 치료제 같은 약을 만들어서 얻는 수익에 비하면 턱없이 적다"고 도널드 발렛(Donald Barlett)과 제임스 스틸(James Steele)이 ≪뉴욕타임스≫에 기고했다.[25]

9 장

구조적인 모순

팬데믹이 발생한 후에 대중에게 설명하기 가장 어려울 것 중 하나는,

충분한 경고가 있었음에도 불구하고 왜 대비하지 못했느냐는 것이 될 것이다.[1]

클라우스 스토어(Klaus Stohr), 세계보건기구

인플루엔자 백신은 생산이 까다롭고 한 시즌이 지나면 쓸모없어지며 수요의 변동이 심하기 때문에 제약회사들이 특히 싫어하는 백신이다. 게다가 기본적인 생산 공정은 반세기 전 프랜시스(Francis)와 소크(Salk) 시대 이후 거의 변하지 않았고, 오염의 위험성을 수반하는 유정란 배양 방식을 대신할 더 빠르고 안전한 세포배양기술에는 투자가 이루어지지 않았다.[2] 거대 제약회사들은 새로운 재조합 및 유전자 가공 백신을 개발하기 위한 투자금을 찾고 있는 샌디에이고, 오스틴, 보스턴의 소규모 생명공학 스타트업들을 외면해 왔다. 백신 개발 전반에 있어서 미국은 작은 나라인 쿠바보다도 기여한 바가 적다. 쿠바는 감염병과 '가난한 사람들'의 질병에 우선순위를 둔 덕분에 헤모필루스 인플루엔자 B 뇌수막염 등, 미국의 거대 제약회사들이 방치해 온 주요 감염병에 대한 최첨단의 백신을 만드는 데 있어 세계적인 리더가 되었다.[3]

한편, 노후화되고 유지 관리가 제대로 이루어지지 않는 미국의 백신 제조사들은 허술한 품질관리와 방만한 운영으로 사양길을 걸어왔다. 예를 들어, 2000년 9월에는 미국 식품의약청(FDA)이 인플루엔자 백신 공급량의 12%를 차지하는 파크데일 제약(Parkdale Pharmaceuticals)의 오염된 생산시설에 대해 가동을 중지시킨 후 해당 공장은 폐업하였고, 미국 국내 공급량의 3분의 1을 생산하던 와이어스-에이어스트(Wyeth-Ayerst)의 제품마저 품질 문제로 공급이 지연되었다.[4] 2003-2004년 겨울, 미국 의학원은 미국이 여전히 독감 대유행에 "제대로 대비하지 못하고 있다"고 엄중히 경고했고, 미국 시장에 공급할 인플루엔자 백신을 생산하는 기업은 단 두 곳뿐이었는데, 바로 펜실베이니아주 스위프트워터에 백신 제조시설을 운영하는 프랑스 소유의 아벤티스 파스퇴르(Aventis-Pasteur)와 베이 지역에 본사를 두고 리버풀 공장을 막 인수한 카이런(Chiron)이었다.[5]

이는 국내 37개 회사가 인플루엔자 백신을 생산하던 1976년도의 미국 상황이나, 정부가 6개의 주요 공급 업체와 계약을 유지하고 있는 오늘날 영국의 상황과 크게 대비된다.[6] 부시 행정부가 '생물학적 보안'의 중요성을 강조했지만, 단 두 곳의 공장에서만 생산되는 백신에 의존함으로써, 매년 유행하는 인플루엔자로 생명을 위협받는 수만 명 노인들을 위험에 빠뜨렸다. 더구나 두 곳 중 한 곳은 품질관리가 놀라울 정도로 부실하다는 사실이 얼마 지나지 않아 드러났다.

2003-2004년 독감 시즌은 또 다른 백신 재앙을 가져왔다. 백신 항원에 포함되지 않은 독한 인플루엔자(H3N2 푸젠) 변종이 어린이에게 예상보다 더 위중한 증상을 일으키는 것으로 판명되었는데, 계란에 배양하는 구식 생산 방식으로는 새 변종의 항원을 백신에 추가할 수 없었던 것이다. 주요 항원이 누락된 백신이나마 그 수요가 가파르게 증가했지만, 전년도에 겪었던 공급 과잉이 재발할 것을 경계한 두 제조사는 지나치게 적은 양을 생산했고, 일부 지역에서는 배급에 의존해야 했다. 미국 보건복지부는 공급 부족 가능성을 예견했지만, 제조사에 생산량을 늘리도록 충분한 사전 조치를 취하지 않았다.

텍사스와 콜로라도에서 어린이들이 푸젠 변종으로 사망하고 있다는 기사가 언론의 1면을 장식하고 있는 동안, 질병통제센터는 아시아에서 이례적으로 광범위하게 확산되고 있는 H5N1의 유행을 긴장 속에 주시하고 있었다. 톰슨 장관은 — 이전에 탄저균과 천연두에 대해 발표할 당시에 비해서는 덜 긴급한 태도로 — 마침내 독감 대유행의 위기가 임박했음을 인정하고, 백신 개발에 박차를 가하겠다고 약속했다. 이전 인플루엔자 유행기에 드러났던 문제에 대한 높은 비난 여론에도 불구하고, 톰슨은 다시 한번 아벤티스-파스퇴르와 카이런을 미국 백신 프로그램의 양대 축으로 삼기로 결정했다. 5월에 두 회사는 국립 알레르기 및 감염병 연구소(National Institute of Allergy and Infectious Diseases)로부터 세인트 주드에 있는 로버트 웹스터 연구소의 균주를 사용하여 H5N1 백신을 시험 생산하는 계약을 맺었으며, 8월 중순에 카이런은 이에 더해서 H9N2 아형에 대한 백신 개발 계약도 수주했다.

돌이켜보면 톰슨 장관의 카이런에 대한 신뢰는 이해하기 어려웠다. 소유주가 계속 바뀌는 동안에 카이런의 리버풀 공장은 빈번한 오염사고로 악명이 높았다. 이전에 영국 정부는 이 공장에서 생산된 오염된 소아마비 백신을 리콜한 적이 있으며, 미국 식품의약청(FDA)은 인플루엔자 백신의 불순물에 대해 이전 소유주에게 경고 처분을 한 적이 있었다. 2003년 여름, 미국 식품의약청의 조사관들은 이 공장 스무 개의 생산과정, 특히 멸균 공정에서 박테리아 오염의 위험성이 크다는 사실을 발견했다. 이 공장은 미국 백신 공급의 거의 절반을 담당하고 있었기 때문에 조사팀은 위험을 줄이기 위한 강제 조치를 취할 것을 건의했다. 그러나 상급자들은 강제적인 조치가 아닌 자발적인 개선을 고집했다. 그 후 식품의약청은 의심스럽게도 9개월이나 시간을 끈 후에야 최종 조사보고서를 제출하였으며, 그 이후에는 카이런(Chiron)의 진행 상황을 감시하는 데 조사관을 현지에 파견하지 않고 전화나 이메일로만 상의했다.

2004년 7월, 카이런은 생산된 백신 중 여러 회차의 생산분(batch)에서 치명적인 패혈성 쇼크를 일으킬 수 있는 세균인 세라티아 마르세센스(Serratia marcescens)를 발견했다. 이 회사는 이 사실을 즉시 식품의약청에 보고하지 않고 대신에 "이미 100만 도즈의 플루바이런(Fluviron) 백신을 미국 시장에 공급했고, 5,200만 도즈를 더 출하할 계획"이라는 홍보자료를 배포했다. 카이런은 1개월 이상이 지난 후인 8월 26일이 되어서야 식품의약청에 오염 사실을 보고했다. 크로포드는 다시 한 번 회사를 믿고 자체적으로 문제를 바로잡도록 했다. 9월 말, 카이런의 최고경영자(CEO)인 하워드 피엔(Howard Pien)이 직접 상원 고령화위원회(Senate Committee on Aging)에 리버풀 공장의 품질관리가 정상화되었으며, 곧 4,800만 도즈의 백신을 미국으로 선적할 것이라고 안심시켰지만, 그로부터 불과 일주일 후에 영국의 엄격한 조사관들은 공장을 폐쇄하고 카이런의 인플루엔자 백신 판매 면허를 취소시켰다.[7] 회사 측은 백신의 일부는 오염되지 않았다고 주장했지만, 식품의약청의 조사관들은 생산된 제품 전체가 오염되었다고 판단했다.

그 결과 미국은 계절성 백신의 절반을 잃었고, 나머지 공급분을 배급제로 배포해야 했다. 미국 질병통제센터와 지역 보건당국이 우선순위가 높은 지역까지 백신을 이송하는 데는 기적적으로 성공했지만, 수천 개의 독립적인 지자체와 민간기관들이 마치 퀼트 작품처럼 분산되고 혼란스러운 미국 백신 배포 체계의 문제점이 드러나서 팬데믹이 초래할 혼란상을 미리 엿볼 수 있었다. 카이런발 재난에 의한 백신 부족으로 미국인 사망자가 9/11 테러 때만큼이나 많이 발생할 수 있었지만, 톰슨이나 크로포드, 그리고 그들의 부하들은 감독 태만에 대한 책임을 애써 부인했다. 놀랍게도 그들은 카이런과의 조류독감 백신 제조 계약을 유지했다.

이런 혼란에 대한 대중의 분노가 쌓여갔으며, 식품의약청이 의약품 안전성을 제대로 감시하지 못했던 여러 사례에 관한 충격적인 탐사보도가 이어졌고, 마침내 주류 언론에서도 제도의 구조적 모순에 관해서 보도하게 되었다. 결국 ≪뉴욕타임스≫는 사태의 근본적인 문제가 "공중보건학적인 요구와 민간 기업이 백신 및 의약품 생산을 결정하는 체계의 만성적인 부조화"라고, 마치 마르크스주의자와 같은 결론을 내렸다.[8]

백신 위기 덕분인지 1993년 이후 달팽이처럼 느리게 진행되어 온 팬데믹 대비계획이 2004년 가을에 마침내 최종심의 단계에 도달해서 그 주요 구성요소에 대한 면밀한 검토가 이루어졌다. 주요 신문 중에서 유일하게 조류독감을 심각하게 다루었던 ≪뉴욕타임스≫는 10월 12일 사설을 통해 국가 전략 비축물품에 오셀타미비르(타미플루)를 200만 명분만 비축하기로 계획한 보건복지부를 비난했다. 사설은 일본은 전체 인구의 20%, 호주는 5% 분량의 타미플루를 충분히 구입한 반면, 부시 행정부의 주문량은 미국인의 1%도 채 되지 않는다고 지적했다.[9]

사실 공급의 병목은 스위스에 있었는데, 타미플루의 생산자인 로슈(Roche)가 넘쳐나는 주문량을 감당해 내지 못하는 것이었다. 이 제조사는 각국 정부에 인플루엔자 대유행 시 예상되는 감염 비율인 인구의 4분의 1이 복용할 수 있는 충분한 양의 타미플루를 비축할 것을 권고했는데, 이 기준에 따르면 세계적으로 16억 명분, 미국에는 7,400만 명분이 필요했다. 로슈의 권고가 자사의 이익을 위한 것일 수도 있지만, 억지스러운 것은 아니었다. 미국 질병통제센터의 책임자인 줄리 거버딩(Julie Gerberding) 박사는 ≪뉴욕타임스≫와의 인터뷰에서 미국의 백신 비축량이 100만 명분이 아니라 1억 명분에 가까워지기를 바란다고 말했다. 그러나 생산라인 증설을 위한 로슈의 노력에도 불구하고 2004년 가을의 연간 생산 능력은 800만 명분에 불과했다.[10]

타미플루 부족과 백신 대란에 대한 명백한 해결책은 연방정부가 직접 비영리적으로 생명줄이 되는 의약품의 개발과 제조를 담당하는 것이다. 그러나 거의 모든 구성원이 제약 업계의 정치자금에 장단 맞추는 정치판에서 부시 행정부의 실패에 대한 "자유주의적" 대안은, 당시 대선 후보였던 존 케리(John Kerry) 등 민주당원들이 지지했던 것으로, 정부의 구매를 더 늘려서 시장 수요를 늘리자는 제안이었다. 한편, 미국은 한동안 로버트 웹스터가 경고했던 바로 그 딜레마로 골치를 썩이게 될 것으로 예상된다. 그것은 조류독감에 효과가 있는 것으로 알려진 유일한 항바이러스제로, 공급이 부족한 타미플루를 어떻게 배분해야 할 것인가에 관한 문제이다. 9월 말, 국방부는 자체적으로 계획한 대유행기의 지침을 배포했는데, 타미플루가 "세계적으로 공급이 극히 제한되어 있으며, 우선순위에 따라 사용될 것"이라고 강조했다.[11] 군인 먼저, 어린이는 마지막에?

미네소타 대학교 감염병 연구 및 정책 센터(Center for Infectious Disease Research and Policy)의 마이클 오스터홀름(Michael Osterholm) 소장은 미국 국립보건원과 아벤티스-파스퇴르가 공동개발하고 있는 H5N1 백신이 "면역원성(면역반응을 유발하는 능력)이 떨어진다"고 경고해서 언론의 주목을 받았다. 오스터홀름은 "이 백신의 초기 버전은 현재 유행중인 [H5N1] 균주에 대한 면역력을 형성하지 못한다"고 경고했다. 그는 정부의 굼뜬 백신 프로그램이 대유행에 대비한 안전망이 되어줄 수 있을 것이라고 믿기 어려웠다.[12] 질병통제센터의 최고 인플루엔자 전문가인 후쿠다 케이지(Keiji Fukuda)는 팬데믹이 시작되면 사람들은 "패닉에 빠질 것"이며 급성기 환자를 모두 수용하기에 병실이 부족할 것이라고 심각하게 경고했다.[13]

마찬가지로 백신 대란 이후 ≪워싱턴 포스트≫와 비영리 단체인 미국 보건을 위한 트러스트(Trust for America's Health)는 바이오실드 사업(Project BioShield)이 국가의 생물학적 보안을 강화하는 데 실패했음을 드러내는 충격적인 자료를 발표했다. 전직 행정부 관리들을 인터뷰한 ≪더 포스트(The Post)≫의 기자들은 "미국 대부분의 병원과 공중보건 기관들은 대규모 예방접종을 실시하는 업무로 완전히 마비될 것"이라고 보도했다. 실제로 2003년 5월에 생물테러 공격이나 대유행에 대처하는 시카고시의 능력을 시험하기 위해 모의 훈련을 실시해 보니 응급대응 체계가 붕괴되는 결과가 나왔다. 국토안보부 수석 보좌관을 지낸 리처드 팔켄라트(Richard A. Falkenrath)는 ≪워싱턴포스트≫에 "연방정부가 전국의 의료기관에 백신과 약품을 배포하는 과정이 생물학적 공격에 대한 방어의 '아킬레스건'"이라고 했다.[14]

미국 보건을 위한 트러스트 역시 비판적이었다. 2003-2004 회계연도에 전체 주의 3분의 1이 공중보건 예산을 삭감했고, 대부분의 주는 고도의 생물학적 보안이 적용된 실험실 운영이나, 백신의 체계적인 배포 또는 집단발병의 감염원 추적 등을 위한 준비가 전혀 되어 있지 않았다. "대부분의 공중보건 당국자들이 치명적인 신종 인플루엔자 변종 출현이 '피할 수 없는 일'이라고 경고하고 있음에도 불구하고, 13개 주만 연방 지침에 부합하는 팬데믹 계획을 세웠고, 20개 주는 아무 계획도 세우지 않았다. 이보다 앞선 2004년 2월, 트러스트는 "인플루엔자의 대유행은 생물테러 공격보다 주 및 지역 보건 자원을 훨씬 더 많이 소모하고, 일반 국민에게 훨씬 더 큰 피해를 줄 수 있다"고 경고한 바 있다. 트러스트는 팬데믹이 발생하면 "이미 여력이 없는 미국의 공중보건 체계가 마비될 것"이라고 예측했다.[15]

타미플루 예방 치료를 받을 가능성이 있는 운 좋은 소수 — 주로 의사와 군인 — 를 제외하고, 부시 행정부는 대부분의 미국인을 신종 인플루엔자의 공격에 취약한 상태로 방치했다. 1918년에 조부모나 증조부모 세대가 겪었던 것처럼, 팬데믹 대응을 계획하는 자들은 적어도 유행 초기에는 국민 대다수가 집에 머물러야 한다는 것에도 동의했다. '국가안보'가 쟁점인 대선 기간에 팬데믹 취약성은 결정적인 쟁점이 되어야 했지만, 케리는 백신 부족 사태에 대해 부시를 비난하면서도 자신은 사용되지 못한 백신 재고를 정부가 구매하여 생산을 안정화하겠다는 미온적인 공약을 내거는 데 그쳤고, 미국의 무너져가는 공중보건 체계를 복구하기 위한 실질적인 아이디어는 거의 제시하지 못했다.[16]

문 앞에 와 있는 괴물에 주목한 유일한 대선 후보는 '진보적'으로 재탄생한 민주당원들로부터 비난을 받았던 랄프 네이더(Ralph Nader) 후보였다. 2004년 2월 네이더는 미국 정부가 존재하지도 않는 이라크의 '대량살상무기'에 집착했던 반면, 아시아의 조류독감에 대해서는 적극적으로 대처하지 않았던 사실을 대비시켰다. "중국 집오리에서 돼지로, 인간으로 이어지는 감염의 연쇄는" 그는 생생한 비유로 경고했다. "백신이 개발되어 보급되기도 전에 수백만 명의 사상자를 내는 변종 바이러스의 세계대전으로 폭발할 수 있습니다." 6개월 후, 그는 최고의 연구자들과 의료단체들의 경고에도 불구하고 행정부가 제대로 된 조치를 취하지 않은 것을 비난하는 공개서한을 부시 대통령에게 보냈다. "경고만으로는 대통령실이 조치를 취하게 만들기에 충분하지 않은 것 같습니다. 돌연변이 바이러스는 인간 악당과 다릅니다. 무고한 민간인을 무차별적으로 파괴하는 바이러스의 특성은 일종의 테러로 간주될 수 있다는 점을 인식해야 합니다."[17] 세계보건기구의 '최악의 시나리오'에 따르면 죽음의 위협에 처할 '무고한 민간인' 중 200만 명은 미국인이 될 것이며, 나머지 9,800만 명은 대부분 제3세계 도시의 가난한 지역 거주자가 될 것이다.

10장

타이타닉호의 범례

의약품에 대한 접근성은 부유한 세계가

가난한 자들을 대하는 태도를 판가름할 가장 중요한 기준이 되었다.[1]

리처드 호튼

조류독감 대유행 위기가 임박했다는 사실에 대한 과학계의 합의는 인간의 활동이 지구 온난화의 주된 원인이라는 합의만큼이나 광범위하고 포괄적이다. 세계보건기구와 미국 질병통제센터를 비롯한 세계의 주요 보건기관들은 앞으로 올 바이러스로 인한 태풍이 1918년 대유행보다 훨씬 더 치명적일 수 있다고 경고했다. 이 견해에 대한 주요 반대자로는 '진화의학'을 주장하는 논란의 여지가 있는 앰허스트(Amherst)의 생물학자 폴 이왈드(Paul Ewald)가 있다. 그는 선도적인 인플루엔자 전문가들이 바이러스 진화의 기본 원리, 특히 "바이러스 변종의 독성을 높이거나 낮추는 선택적 과정"을 제대로 이해하지 못하고 있다고 주장한다. 그가 보기에 1918년의 팬데믹은 서부전선이라는 특수한 조건에서 인플루엔자 바이러스 독성의 진화가 치명적인 결과를 가져온 독특한 역사적 사건이었다. 그는 "이론이나 여러 가지 증거들이 서부전선이 유행의 발원지임을 가리킨다"고 주장한다. 이왈드는 A형 인플루엔자처럼 심한 독성을 가진 바이러스가 출현할 환경조건이 다시 조성되기는 어려울 것이라고 생각한다.[2]

물론 일부 학자들은 1918년 2차 유행의 원인 바이러스가 프랑스에서 시작되었다고 주장하기도 하지만, 사실 캔자스가 더 유력해 보인다. 그럼에도 불구하고 혼잡한 훈련소, 병원, 선박은 물론 참호 자체가 인플루엔자의 전파를 부채질해서 병원성을 걷잡을 수 없이 키웠다는 이왈드의 주장은 옳을 것이다. 1918년 팬데믹 당시 봄에 발생한 1차 유행과 초가을에 발생한 치명적인 2차 유행 사이에 그 독성이 극적으로 증가했기 때문에, 그 주요 요인은 환자가 큰 규모로 밀집해 있는 다분히 비위생적인 조건과, 변이가 일어나고 있는 바이러스를 빠르게 먼 곳까지 이동시킬 수 있는 환경이었을 것이다. 이왈드는 이런 환경을 가리켜 '질병 공장'이라고 했다.[3] 그는 그런 곳을 슬럼가라고 불렀을 수도 있다.

산업화 이후 첫 전쟁터였던 서부전선은 감염병 발생에 관한 대표적인 사례인 고전적인 빅토리아 시대 빈민가의 질병 생태계를 그대로 재현했다. 19세기에 유럽, 미국, 아시아의 대표적인 빈민촌 인구를 다 합하면 그 수가 약 2,500만 명 정도 되었지만, 유엔 인간주거계획(UN Habitat)에 따르면 오늘날의 빈민촌 거주자는 10억 명에 달하며, 2020년에는 그 규모가 두 배로 늘어날 것으로 예상된다. 오늘날 미국 남부, 인도 등 여러 도시의 빈민가들이 빅토리아 시대의 빈민가나 1918년의 군대 야영장보다 덜 효율적인 '질병공장'이라고 가정할 이유가 있을까? 이왈드가 주장하기를, 공기를 통해 전파되는 치명적인 감염병 발생의 필수 조건은 열악한 위생 상태에 놓인 '숙주의 밀도'라고 하는데, 그렇다면 오늘날의 대규모 빈민가들도 악명 높은 빅토리아 시대의 빈민가만큼이나 악취가 넘치고 과밀한 상태이다.

앞 장들의 내용을 요약하자면, 세계 단위에서 신종 인플루엔자 변종이 종간 감염을 촉진하는 방향으로 진화하고, 그것이 세계로 전파되는 것을 촉발한 두 가지 변화는 (전통적인 농업이 대규모 농업 기업에 의해 대체된) 1980년대와 1990년대의 축산혁명과 (역사적으로 인간 인플루엔자 바이러스의 용광로인) 중국 남부지역의 산업화였고, 이 변화의 결과로 이 지역과 여타 세계 사이에 상업적·인적 교류가 기하급수적으로 증가하게 되었다. 그리고 제3세계 '거대도시'의 성장과 대도시 빈민촌의 출현은 팬데믹의 확산과 병원성 강화를 촉발하는 인간 매개체를 제공하는데, 이는 이왈드가 제시한 서부 전선과 동일한 세번째 조건이라 할 수 있다. 그런데 인플루엔자 생태계의 불길한 순환고리를 완성하는 네 번째 부정적인 요소가 있으니, 세계화된 경제와 그 영향력에 상응하는 국제적인 공중보건 대응 체계의 부재가 그것이다. 이런 체계는 로리 개릿의 저서로, 많은 찬사를 받은 『신뢰의 배신: 세계 공중보건의 붕괴(Betrayal of Trust: The Collapse of Global Public Health)』에서 강조한 것처럼, "20세기에 지구상의 부유한 지역에 존재했던 질병 예방 및 감시라는 기본적인 요소뿐만 아니라, 세계적인 규모의 상황에 적용될 새로운 전략과 전술을 포함해야 한다". 물론 그런 전략은 현재 존재하지 않으며, 가렛은 세계적으로 진행된 HMO혁명이 어떻게 생명을 포기하고 비용 절감을 촉진했는지에 대해 어둡고 거의 절망에 가까운 상황을 서술하고 있다.[4]

영국 최고의 의학 저널 ≪랜싯≫의 편집자 리처드 호튼 역시 세계 공중보건에 대해 암울한 견해를 제시한다. "유니세프와 세계보건기구는 빈곤으로 죽어가는 세계 어린이들을 거의 방치하고 있다. 예를 들어, 1990년에 유니세프 예방 접종사업의 전체 규모는 1억 8,000만 달러에 달했는데, 1998년에는 그 규모가 5,000만 달러로 축소되었다. 5세 미만 어린이 가운데 매년 약 1,100만 명이 사망하고 있으며, 그 99%는 극심한 빈곤 지역에서 일어난다." 호튼은 세계보건기구가 유능한 그로할렘 브룬틀란트(GroHarlem Brundtland) 사무총장 재임기에조차 기업 측 대표들에게 굴종적이었으며, "제약 산업에 대한 비판이 고조되었을 때에도 침묵했다"고 비난한다. 그는 또한 만성질환 치료제에 대한 거대 제약회사들의 독과점을 방어하기 위해 마치 십자군처럼 끈질기게 버틴 부시 행정부를 비난했다. 그는 2002년에 미국이 저렴한 제너릭 의약품을 확보하려는 제3세계의 노력에 거부권을 행사하자 쓴 기고문에서, "빈곤한 사람들이 위급할 때 필요한 의약품을 얻게 하기 위한 노력이 또 한 번 좌절되었다. 순전히 이윤을 보호하기 위해서. 그리고 세계보건기구도 이 문제에 침묵하고 있다"고 했다.[5]

한편, 제3세계의 여러 국가에서는 공중보건을 위한 지출보다는 새로운 무기에 대한 장군들의 끝없는 욕구를 채우는 쪽을 선택한다. 예를 들어, 인도는 예산의 16%를 국방에 투자하는 반면, 보건의료 예산은 2%(1인당 연간 4달러)에 불과하다.[6] 다른 가난한 국가들은 구조조정과 부채에 너무 얽매여 선택의 여지가 없다. 알렉스 드 월(Alex de Waal)은 "케냐는 공공부문의 고용 상한선 때문에 수천 명의 실직 간호사에게 일자리를 제공할 수 없는 상황이고, 잠비아는 많은 지역에 보건 전문가가 전혀 없음에도 불구하고 보건 분야의 인력을 감축해야 하는 특수한 상황에 처해있다"고 불평한다.[7] 1990년대에 에이즈와 해외 이주로 10만 명의 숙련된 의료인력을 잃은 사하라 이남 아프리카에서는 지역 전반에 가장 기초적인 공공의료서비스만을 제공하기 위해서도 간호사와 조무사 등 적어도 100만 명의 인력이 더 필요한 것으로 추산된다.[8]

이전에 HIV/AIDS가 확산하던 때와 마찬가지로, 조류독감의 위협을 앞둔 현재 세계의 공중보건 자원은 마치 타이타닉호의 구명보트처럼 배치되어 있다. 1등석 승객의 상당수와 일부 승무원조차도 선견지명 없는 인색한 회사 때문에 익사할 것이고, 3등칸에 탄 가난한 승객들은 구명보트 하나 없이 모두 얼음 바다에서 헤엄쳐야 할 운명에 처하게 된다.

인플루엔자 백신을 생산하는 제약회사는 열두 곳에 불과하며, 전체 생산량의 95%(약 2억 6,000만 도즈)가 가장 부유한 국가들에서 소비되고 있다. 현재와 같은 방식의 생산은 유정란 공급량에 의해 제약을 받으며, 모든 전문가들이 주장하는 것처럼 세포배양 백신으로 전환하고자 해도 "적합한 공인 세포주와 세포은행이 매우 적고, 그중 상당수가 제약회사의 자산"이라는 문제에 직면할 것이다.[9] 세계보건기구가 10월에 긴급 제네바 정상회의를 열어 이른바 '세계백신(world vaccine)'을 위해 각국 정부의 자금지원(그리고 제약회사의 생산)을 촉구했지만, 진전된 것은 거의 없었다. 정상회담 기간에 ≪사이언스≫는 "세계 주요 인플루엔자 백신 제조사 중 현재까지 단 두 회사만이 주로 미국시장에 공급할 것을 목적으로 새로운 판데믹에 대비한 백신을 만드는데 관련된 재정, 규제 및 특허 문제를 해결하려는 의지를 보이고 있다"고 보도했다.[10] 앞서 살펴본 바와 같이, 지금까지 시험된 백신은 변이하는 H5N1의 독성을 따라잡지 못하고 있으며, 설사 현재 진행 중인 임상시험이 성공하더라도 미국 정부가 아벤티스-파스퇴르(Aventis-Pasteur)에 주문한 백신의 양은 200만 도즈에 불과하다. 캐나다(퀘벡에 본사를 둔 회사와 월 생산 규모를 600만 도즈로 늘리는 시설 확충 계약을 맺었다)를 제외한 대부분의 부유한 국가들은 위기가 닥치는 경우 추가로 주문할 시간이 있을 것이라는 근거 없는 믿음으로 단지 몇 개의 '구명보트'만을 구매하고 있다.[11]

우리가 익히 겪은 것처럼, 백신이 없다면 전 세계가 타미플루를 두고 치열한 쟁탈전이 벌이게 될 것이다. ≪사이언스≫에 따르면, "(타미플루는) 수백만 명을 죽일 수 있는 팬데믹에 대한 유일한 초기 방어책"이라고 한다.[12] 일찍이 1999년에 인플루엔자에 관한 유럽 과학 실무그룹(European Scientific Working Group on Influenza)의 의장인 르네 스나켄(René Snacken)은 "유행 예방에 필요한 자원의 공급 계획 수립을 대유행이 닥칠 때까지 미루면 항바이러스제 혹은 백신을 생산할 수 있는 국가들과, 물자를 구입하기 위해 경쟁해야 하는 것에 더해서 동원할 자원마저 부족한 국가들 간에 필연적으로 불평등이 생겨나게 된다"고 경고한 바 있다.[13] 물론 세계보건기구는 "국제적 연대의 필요성"을 강조하며, 팬데믹 발생을 초기에 억제할 유일한 방법은 강력한 항바이러스제를 충분히 투입하는 것뿐이라고 강조했다. 세계보건기구는 동남아시아에서 사용할 타미플루를 비축할 것을 촉구했다. "그러나 각국이 먼 곳에서 발생한 감염병과 싸우기 위해 자국의 귀중한 비축물자를 자발적으로 해외로 보낼지는 지켜봐야 할 것이다."[14] 설사 항바이러스제가 일부 제공되더라도 그것이 실제로 유행의 핵심 지역에 있는 사람들에게 도달한다는 보장은 거의 없다.

그러나 놀라울 정도로 부족한 백신과 항바이러스제의 문제는 세계 보건의 "3등 선실 계급"이 직면한 유일한 문제는 아니다. 1957년과 1968년의 팬데믹 기간에는 2차적으로 발생하는 세균성 폐렴 치료에 효과가 큰 새로운 항생제를 널리 사용할 수 있었기 때문에 사망자가 크게 감소했다. 폐렴구균과 헤모필루스 인플루엔자균 등 주요 병원균들은 페니실린, 에리스로마이신 및 병원에서 일반적으로 사용되는 항생제들에 대한 내성을 진화시켰다. 이런 내성 발현의 순환은 자연선택의 불가피한 결과이며 유일한 해결책은 새로운 항생제를 개발하는 것이다. 그러나 제약업계는 항생제 개발 연구를 거의 포기한 상태이다. (그러면서도 축산업자들에게 막대한 양의 항생제를 판매하여 현재 사용 중인 항생제의 무력화를 앞당기는 데 기여하고 있다.) 팬데믹이 발생하면 특히 오래전에 개발된 항생제만 제한적으로 공급되고 있는 가난한 국가에서는 세균성 폐렴으로 인한 사망률이 제2차 세계대전 이전 수준으로 돌아갈 위험이 크다.

거의 무방비 상태인 제3세계 도시들은 팬데믹에 어떻게 대응할까? 다수의 공중보건 전문가들을 두렵게 만든 선례는 1994년 9월 인도에서 열두 번째로 큰 도시인 수라트에 발생한 폐 페스트(pneumonic plague)였다. 로리 개릿과 간샴 샤(Ghanshyam Shah)는 수라트의 집단발병을 논하는 자리에서 이 사건을 "앞으로 닥칠 감염병 유행에 대한 경고"라고 설명했다. 섬유산업과 다이아몬드 가공공장과 빈민가가 밀집해 있고, 화장실이 주민 150명당 한 개의 비율로 있는 수라트는 대부분의 제3세계 대도시에서 나타나는 양극화된 보건의료 상황을 축약적으로 보여준다. 수라트에는 부유층을 위한 소수의 현대식 의료기관이 존재했지만, 나머지 시민들은 부족한 공공의료기관과 엉터리 의료인들로 만족해야 했다.

샤는 "공공의료 의료전달체계가 무너졌을 뿐만 아니라 신뢰할 수도 없었다. 심지어 가난한 사람들도 신뢰하지 않는다"고 설명했다. 수라트에는 의사가 부족하지는 않았지만, 대부분 개인 의원을 운영하고 있었는데, 이는 "돈을 빨리 벌기 위해서였다. 의료 전문가들 사이에 윤리적 가치는 매우 빠르게 사라지고 있다."[15] 페스트 증상을 보이는 환자들이 발생하자, 의사들이 가장 먼저 감염병을 피해 도망쳤다. "의사들은 이후의 상황에 전혀 대비되어 있지 않았고, 공포에 질렸다. 그들 중 80%는 병원과 의원 문을 닫고 환자들을 버리고 도시를 떠났다. 의사들의 두려움은 시민들에게 그대로 전해졌고, 문맹이 대부분인 대중 사이에 곧 큰 재앙이 닥칠 것이라는 소문이 빠르게 퍼져나갔다. 수라트의 중산층 주민들은 조용히 짐을 싸서 도시를 빠져나갔다."[16]

며칠 내로 인도 전역으로 험악한 소문이 퍼져나갔고, 항생제 재고가 바닥났고, 인도의 중앙정부는 정예부대인 육군 신속대응부대(Army Rapid Action Force)를 파견하여 수라트의 빈민가 주민들이 중산층을 따라 도망치지 못하도록 격리 조치를 취해야만 했다. 한편 외부 세계는 인도를 격리하기 시작했고, 인도발 항공기를 검역하거나 항공기의 착륙을 전면 금지했으며, 걸프 지역의 국가들은 인도 아대륙으로부터 오는 우편물 수령을 전면 중단하기도 했다. 개릿은 "세계보건기구는 국제적인 과민대응의 연쇄반응을 늦추거나, 근거 없는 보이콧을 억제하기 위한 조치를 거의 취하지 않았다"고 기록했다. 인도는 국제사회의 지원을 호소했지만 페스트 백신을 보유한 국가는 거의 없었고, 신규 생산에는 6개월이 걸린다고 했다.[17]

다행히 페스트의 발생은 일주일 만에 수그러들었다. "많은 사람들에게는 … 기적이었다"고 샤는 기록했다. 전문가들은 항생제(테트라사이클린과 클로람페니콜)를 집중적으로 투여한 것이 결정적이었는지, 아니면 단지 페스트균이 진화적 변이를 통해 독성이 약해졌는지를 두고 논쟁을 벌이고 있다. 그럼에도 불구하고, 즉각적인 공포의 폭발, 민간 의사들의 이탈, 항생제 사재기, 정부에 대한 신뢰의 절대적인 부족, 가난한 사람들을 격리하기 위한 무력 사용, 세계보건기구 사무총장 나카지마 히로시 박사의 침묵, 인도에 대한 주변국가들의 신경질적인 낙인찍기 등, 이 모두를 통해서 전문가들이 가장 우려하는 감염병의 유행, 슬럼가의 가난, 그리고 신자유주의 정치의 악순환을 확인할 수 있었다.[18] 인플루엔자 대유행이 발생하면 수라트에서의 상황이 아마도 100배의 규모로 벌어질 것이다.

세계보건기구는 아프리카를 가장 걱정하고 있다. "의심할 여지없이 바이러스가 아프리카에 퍼질 것"이라고 클라우스 스토르(Klaus Stohr)가 2004년 10월에 ≪사이언스≫와의 인터뷰에서 말했다. "상황이 다른 어느 곳보다도 훨씬, 훨씬 더 나쁠 것이다. 항바이러스제는 말할 것도 없고 백신도 없을 것이다."[19] 물론 HIV 양성 반응을 보이는 2,700만 명 이상의 아프리카인은 H5N1 팬데믹의 인간 과녁이 될 것이다. 미국 질병통제센터의 보고서에 따르면 "HIV/AIDS 감염자는 인플루엔자 관련 중증 합병증이 발생할 확률이 높다"고 한다. 연구에 따르면 HIV 감염인은 인플루엔자 유행기에 심장 및 호흡기 합병증에 의한 입원이 증가하며, 인플루엔자로 인한 사망 위험도 더 큰 것으로 나타났다.[20] 다시 말해, 에이즈는 인도의 영양실조나 1918년 이란의 말라리아처럼 인플루엔자의 치명적인 파트너가 될 수 있으며, 그 결과 예상되는 사망자의 규모는 1918년 팬데믹으로 아프리카에서 사망한 것으로 추산되는 200만 명보다 훨씬 더 클 수 있다는 것이다. 그러나 남아프리카공화국이 일부 공적인 조치를 취한 것을 제외하면, 아프리카대륙은 팬데믹에 대처할 준비가 전혀 되어 있지 않으며, 많은 수의 국가는 인플루엔자 관련 설문조사 답변서를 세계보건기구에 제출하지 않고 있다. (많은 국가의 공중보건 체계는 가혹한 에이즈와의 전쟁으로 무너져 있다.) 이에 더해서 에이즈에 의해 아프리카에서 벌어지고 있는 참상에 대한 무관심으로 일관하는 세계와, 조류독감의 위협에 직면했음에도 세계적인 차원에서 아무런 대응도 하지 못하는 것은 한탄스러울 정도로 닮은꼴이다.

결론: 수탉의 해

우리는 빌린 시간을 살고 있다.[1]

클라우스 스토르, 세계보건기구

안타깝게도 인플루엔자의 대유행은 피할 수 없는 운명이다. 앞서 설명한 내용을 다시 요약하면 다음과 같다. 제3세계의 도시화와 축산 혁명은 인플루엔자 생태계를 근본적으로 변화시켰고, 이는 새로운 재배열체 바이러스의 진화를 가속시켰다. 또한 1918년과 같은 규모의 재앙이 다시 벌어질 수 있는 경로는 여러 가지가 있다. 앞서 살펴본 바와 같이, H5N1 외에도 H7 및 H9 등 여러 아형들이 팬데믹을 통해 자손을 복제할 것이라는 기대를 품고 접근해 오고 있다. 이에 더해서 모든 주요 후보 바이러스는 새로운 조류 및 포유류 숙주를 통해 이전보다 빠르게 확산되는 방향으로 진화적 선택이 이루어지고 있는 것으로 보이다. 예를 들어, 2000년 이후 고병원성 조류인플루엔자가 15차례 발생해서, 이전에 알려진 모든 발병 사례를 합친 것보다도 열 배나 많은 수의 조류가 죽거나 살처분되었다(이탈리아의 한 연구자는 ≪사이언스≫와의 인터뷰에서 "눈송이 몇 개였던 것이 눈사태로 변했다"고 표현했다).[2] 인류가 기적적으로 H5N1의 유행을 피한다고 해도, 곧 다른 고병원성 조류독감 아형의 위협에 직면하게 될 것이다.

질병의 역사상 이례적으로 사전에 경고의 조짐이 있었고, 부유한 국가들에게는 임박한 팬데믹에 대비한 세계적인 방어망을 구축할 십여 년의 시간이 주어졌다. 그러나 1997년부터 로버트 웹스터 등이 주장한 백신 개발 및 항바이러스제 비축 프로그램은 아직도 시행되지 않고 있다. 워싱턴, 런던, 도쿄의 보건부 장관들은 제약업계의 특허권과 이윤을 마치 종교처럼 추종하는 반면에, 생명과 직결되는 의약품은 최소한의 공급도 보장하지 않았다. 아시아뿐만이 아니라 캘리포니아와 브리티시컬럼비아에서도 정부는 집단발병 사실을 은폐하였고, 국제기구에 거짓된 보고를 했고, 내부고발자를 위협했고, 어쩌면 발병과 사망 사례를 은폐했을 가능성이 있다. 축산계의 거대한 다국적기업들은 태국 및 중국 정부와 유착되어 있으며, 이 위기를 가금류 산업을 자신들에게 유리한 방향으로 구조조정하는 기회로 삼고 있다. 개별적인 해외 연구자나 기관이 영웅적으로 지역 정부의 대응을 지원한 사례도 있기는 하지만, 전체적으로 보았을 때, 세계적인 지원을 위한 노력은 부끄러운 수준이다. 가장 심각한 문제는, 베트남에 대해 역사적 도의적 책무가 있는 미국이 이 가난한 국가에 발병을 감시하거나 유행을 억제할 자원을 지원하지 않았다는 점이다.

최근 들어 백신과 항바이러스제 분야에서 어느 정도 진전이 있었던 것은 분명하다. 그러나 그 가장 큰 수혜자는 캐나다, 호주, 뉴질랜드, 싱가포르, 일본 등 일부 부유한 국가로, 이들 국가는 로슈에 충분한 양을 조기에 주문할 수 있을 만큼의 여유가 있었다. 영국, 프랑스, 스웨덴 역시 진지한 조치를 취하고 있는데, 미국은 최근에 '생물학적 보안'에 수십억 달러를 지출하는 통에 다른 국가들에 비해 놀라울 정도로 뒤처져 있다. 미국은 조류독감의 대유행보다는 가상의 탄저균과 에볼라 공격에 더 잘 대비하고 있다. 반면 아시아와 아프리카의 가난한 국가들을 역사상 가장 무서운 살인자의 재림으로부터 보호하기 위한 노력은 조금도 이루어지지 않았다. "세계로 공급되는 백신"은 여전히 꿈같은 이야기이며, 타미플루는 부유한 국가들의 사재기로 공급의 가능성마저 막혀 있다.

에이즈나 쉽게 예방할 수 있는 영유아 설사병과 마찬가지로 조류독감은 인류 연대의 근본적인 시험대이다. 백신, 항생제, 항바이러스제 등 생명과 직결되는 의약품에 대한 접근은 인간이라면 누구나 무료로 누릴 수 있는 권리여야 한다. 이런 의약품을 저렴하게 생산할 동기를 시장이 제공할 수 없다면, 정부와 비영리기구가 의약품의 제조와 유통을 책임져야 한다. 어느 경우에도 가난한 사람들의 생존은 거대 제약회사의 이익보다 우선되어야 한다. 마찬가지로, 진정한 국제공중보건 기반을 구축하는 것은 가난한 국가뿐만 아니라 부유한 국가에도 말 그대로 생사가 걸린 시급한 일이 되었다. 첫 번째 단계는 — ≪네이처≫, ≪랜싯≫을 비롯한 여러 저명한 저널의 편집자들이 반복해서 강조했다시피 — 베트남과 동남아시아의 팬데믹 대응을 지원하기 위한 대규모의 원조 사업이다. 인도차이나반도에서 인종청소 수준의 전쟁이 종료된 지 30년이 지난 지금, 미국은 베트남의 소규모 농민들을 지원하고 그 아이들의 생명을 구해야 한다.

팬데믹 시계의 시침이 불길하게 자정에 가까워지는 가운데, 어린 시절 보았던, 외계인이나 원자 괴물이 인류를 위협하던 1950년대 공상과학소설이 생각난다. 과학자들이 경종을 울리려 하지만 정치인들은 위험을 무시한다. 하지만 결국 세계가 위험에 눈뜨고 단결하여 침략자를 물리친다. 인류의 생존이 냉전시대나 경쟁적 민족주의의 적대감보다 우선한다. 공상과학소설에서 나오는 것과 같은 끔찍한 괴물이 실제로 문 앞에 와 있는 현재, 우리는 제때 깨어날 수 있을까?

주

소개

1 "Influenza(Avian and other zoonotic)," fact sheets, World Health Organization, https://www.who.int/news-room/fact-sheets/detail/influenza-(avian-and-other-zoonotic).

2 Rob Wallace, *Big Farms Make Big Flu: Dispatches on Influenza, Agribusiness and the Nature of Science* (New York: Monthly Review Press, 2016).

3 보통의 계절 독감조차 미국인의 건강에 엄청난 피해를 입힌다. 미국질병통제센터는 최근의 독감철 동안 (2019년 10월부터 2020 3월까지) 40만 명 내지 73만 건의 입원과, 2만 4000명 내지 6만 3000명의 사망자를 발생시켰다. "Influenza (Flu): Preliminary In-Season 2019-2020 Burden Estimates," CDC, https://www.cdc.gov/flu/about/burden/preliminary-in-season-estimates.htm. 참고.

4 David Morens, Peter Daszak, and Jeffery Taubenberger, "Escaping Pandora's Box —Another Novel Coronavirus,' *New England Journal of Medicine* 382, (2 April 2020).

5 명칭에 관한 이 내용은 Leonard Norkin, *Virology: Molecular Biology and Pathogenesis* (Washington, DC: ASM Press, 2005)에 기록되어 있다. 코로나바이러스는 물론 작은 왕관처럼도 보인다.

6 바이러스의 진화생물학은 현재에도 상대적으로 젊은 분야이고, 근본적이고 매혹적인 논쟁이 벌어지는 장이다. 예를 들면, 항원의 소변이(antigenic drift)에 대한 이해에 있어서, 점 돌연변이(point mutation, 한 개의 뉴클레오타이드에 변이가 일어나는 것)가 누적된 결과라고 믿는 자들과 "변이종(quasi-species)"의 개념을 지지하는 자들이 바이러스의 다양성을 설명하는 방식은 매우 다르다. 변이종의 개념을 지지하는 모델에서는 개별 바이러스가 아니라 한 무리의 유전자 단위로 자연 선택이 이루어진다고 주장한다. 생물학 총론을 배우거나 읽어본 사람에게는 Edward Holmes의 *The Evolution and Emergence of RNA Viruses* (Oxford: Oxford Univ. Press, 2009)이 훌륭한 지적 모험을 제공해 줄 것이다. 4장에서는 항원의 소변이와 대변이(antigenic drift and shift)를 포함한 "변이종 대논쟁(great quasispecies debate)"을 다룬다.

7 Mike Davis, *The Monster at Our Door: The Global Threat of Avian Flu* (New York: The New Press, 2005).

8 Norkin, *Virology*, pp. 247-48.

9 SARS 연구자들이 감기 증상을 일으키는 코로나바이러스 2개 종을 발견했다.

10 Linda Saif, "Animal Coronaviruses: Lessons for SARS," in Stacey Knobler et al., *Learning from SARS:Preparing for the Next Disease Outbreak* (Washington, DC: The National Academies Press, 2004), pp. 138-48.

11 또한 질병통제센터는 이 시기에 다른 국제적인 연구소들과 정보를 공유하는데 소극적이었다. Thomas Abraham, *Twenty-First Century Plague: The Story of SARS* (Baltimore: Johns Hopkins, 2005), p. 95 참고. 이 자료는 홍콩의 연구를 이끈 세 명의 연구자인 Malik Peiris, Guan Yi and K. Yuen에게 각별한 경의를 표했다.

12 Estair Van Wagner, "Towards a Dialectical Understanding of Networked Disease in the Global City," in Harris Ali and Roger Keil(eds.), *Networked Disease: Emerging Infections in the Global City* (Chichester: Wiley-Blackwell, 2008), p.24.

13 모든 보고서와 최신정보는 질병통제본부의 "Influenza (Flu): National Pandemic Influenza Plans"에서 찾아볼 수 있다. https://www.cdc.gov/flu/pandemic-resources/planning-preparedness/national-strategyplanning.html.

14 메르스 바이러스는 *HCoV-EMC*이다. 초기의 연구에서 이 바이러스가 여러 종에 공통으로 있는 세포 수용체를 공격한다는 사실이 드러났다. SARS-CoV-2도 같은 특성이 있다.

15 Marcel Muller, et al., "Human Coronavirus EMC Does Not Require the SARS-Coronavirus Receptor and Maintains Replicative Capability in Mammalian Cell Lines," *mBio* 3(6) 2012.

16 Mike Hixenbaugh, "Scientists were close to a coronavirus vaccine years ago. Then the money dried up," *NBC News*, 5 March 2020; Hotez의 의회 증언 속기록 참고: https://science.house.gov/imo/media/doc/Hotez%20Testimony.pdf.

17 Xing-Yi Ge, Ben Hu, and Zeng-Li Shi, "Bat Coronaviruses," in Lin-Fa Wang and Christopher Cowled (eds.), *Bats and Viruses: A New Frontier of Emerging Infectious Diseases* (Hoboken: Wiley Blackwell, 2015), p. 147.

18 Yong-Zhen Zhang and Edward Holmes, "A Genomic Perspective on the Origin and Emergence of SARS-CoV-2," *Cell* 181 (16 April 2020).

19 이 사례에서 야생동물을 파는 재래시장(set market)이 집단발병을 증폭시키는 역할을 했다. John Mackenzie and David Smith, "COVID-19: a novel zoonotic disease caused by a coronavirus from China: what we know and what we don't" *Microbiology Australia* 41, no. 1 (17 March 2020) 참고.

20 RNA 바이러스는 다른 변종, 심지어는 숙주세포 유전체와 "수평적 유전자 전달(lateral gene transfer)"을 통해서도 진화할 수 있으며, 이런 방식은 박테리아의 분화

에도 중요한 역할을 하고 있다고 믿어진다. Holmes, *RNA Viruses*, p. 117 참고.

21 중국 남부에서 소비되는 야생 동물의 규모는 어마어마하다. 공식 연구에 따르면 그 규모는 760억 달러에 이르며, 직간접적으로 1,400만 명의 고용 효과를 유발하는 산업이다. Jane Qui, "How China's 'Bat Woman' Hunted Down Viruses from SARS to the New Coronavirus," *Scientific America*, 11 March 2020 참고.

22 Markian Hawryluk, "Mysterious Heart Damage, Not Just Lung Troubles, Befalling COVID-19 Patients," *Kaiser Heath News*, 6 April 2020.

23 Gerard Goh et al., "Shell disorder analysis predicts greater resilience of the SARS-CoV-2 outside the body and in body fluids," *Microbial Pathogenesis* 144 (July 2020).

24 Katherine Ann Porter, *Three Short Novels* (New York: Modern Library, 1939), p. 233.

25 디포는 다음과 같이 서술했다. "여기서 다시 한번 기록해야 하겠다. 식량을 구입하기 위해 집을 나서야 해도, 도시는 이미 몰락해버린 상태였다. 사람들은 외출하고 나면 질병에 걸렸고, 구해온 양식이 오염된 경우도 많았다."

26 Robert and Rodrick Wallace (eds.), *Neoliberal Ebola: Modeling Disease Emergence from Finance to Forest and Farm* (New York: Springer, 2016), p. vii. 또한 그들의 공동 논문 "Ebola's Ecologies," in *New Left Review* 102 (Nov.-Dec. 2016) 참고.

27 Andrew Joseph, "'We didn't follow through': He wrote the Ebola 'lessons learned' report for Obama. Now he weighs in on coronavirus response," *STAT Reports*, 24 March 2020.

28 J. Stephen Morrison, *Ending the Cycle of Crisis and Complacency in U.S. Global Health Security: A Report of the CSIS Commission on Strengthening America's Health Security*, Center for Strategic and International Studies (20 November 2019).

29 The Council of Economic Advisors, *Mitigating the Impact of Pandemic Influenza Through Vaccine Innovation*, Executive Office of the President of the United States, (September 2019). 이 보고서는 독자들에게 독감의 값비싼 대가도 상기시켰다. 전체 감염자의 사망률이 0.2%에 그쳐도, 65세 이상인 자들에서는 사망률이 1.2%로 치솟았다. 통상적인 독감 유행이 한 해에 사회에 미치는 비용은 3610억 달러로 추산된다.

30 Barney Graham and Nancy Sullivan, "Emerging viral diseases from a vaccinology perspective: preparing for the next pandemic," *Nature Immunology* 19 (January 2018), pp. 20-28; and Michelle Crank, John Mascola and Barney Graham, "Preparing for the Next Influenza Pandemic: The Development of a Universal

Influenza Vaccine," *The Journal of Infectious Diseases* 219, Suppl. 1 (15 April 2019), pp. S107-11.

31 Jon Swaine, "Federal government spent millions to ramp up mask readiness, but that isn't happening now," *Washington Post*, 3 April 2020.

32 Laurie Garrett,"Trump Has Sabotaged America's Coronavirus Response," *Foreign Policy*, 31 January 2020.

33 Donald McNeil, "Scientists were hunting for the next Ebola. Now the U.S. has cut off their funding,' *New York Times*, 25 October 2019; Oliver Milman, 'Trump administration cut pandemic early warning program in September,' *The Guardian*, 4 April 2020; and Dennis Carrol, et al, 'The Global Virome Project,' *Science* 359 (23 February 2018), p. 872.

34 David E. Sanger et al, "Before Virus Outbreak, a Cascade of Warnings Went Unheeded," *New York Times*, 19 March 2020.

35 Michael D. Shear et al, "The Lost Month: How a Failure to Test Blinded the U.S. to Covid-19," *New York Times*, 28 March 2020.

36 Anita Chabria and Emily Baumgaertner, Lacks Cohesive Plan to Find the Immune," *Los Angeles Times*, 4 April 2020.

37 David Montgomery, et al., "We were not given a warning: New Orleans mator says federal inaction informed Mardi Gras decision ahead of covid-19 outbreak," *Washington Post*, 26 March 2020.

38 Nancy Cook and Dan Diamond, "'Darwinian approach to federalism': Governors prep new authority from Trump," *Politico*, 31 March 2020에서 인용.

39 Lance Williams, Will Evans and Will Carless, "State built stockpile for crisis, the dispersed it,' *Los Angeles Times*, 29 March 2020.

40 Jon Cohen, "Vaccine designers take the first shots at COVID-19," *Science* 368 (3 April 2020), pp. 14-16

41 같은 글.

42 Tierra Evans, et al., "Synergistic China-US Ecological Research is Essential for Global Emerging Infectious Disease Preparedness," *EcoHealth*, 17 (3 February 2020).

43 Dr. Jagadish J. Hiremath, chief medical officer at ACE Heatlh Care in Mumbai, on Twitter, 23 March, 2020, https://twitter.com/Kaalateetham/status/1242012562163511298.

44 Saeed Dehghan, "Nearly half of all child deaths in Africa stem from hunger, study shows,' *The Guardian*, 5 June 2019; and UNICEF, *State of the World's Children 2019: Children, food and nutrition* (2019), p. 38.

45 "The 10 Worst Countries in the World for Health Care," *RTT News*.
46 Masoud Nouri-Baskeh and Leila Alizadeh, "Fecal transmission in COVID-19: A potential shedding route," Letter to the Editor, *Journal of Medical Virology* (1 April 2020).
47 이 글을 쓰는 시기에 백악관의 일부 관료들은 중국이 1월에 공식 사망 집계를 최소한도로 함으로써 지도력의 실패를 최소화했다고 비난하고 있다. 이는 역대 지도자들이 무오류성을 자신해온 국가로서 놀랍지 않다. 그러나 그것이 중국에서 발표되는 연구의 질에 영향을 미칠 가능성은 적다.
48 이스라엘의 수상 베냐민 네타냐후의 내각 역시 고령자나 중증 환자가 아닌 자들에 대한 격리 의무를 해제하고 국민을 다시 일터로 돌아오도록 하는 조치를 시행했다. 그러나 모든 국가의 취약계층은 대부분 가족이 간병을 하기 때문에 이런 "희생을 무릅쓴" 접근은 각 가정에 COVID의 확산을 가속화하고 치명적인 결과를 가져올 것이다.

서문

1 Hao Juikratoke quoted in Bryan Walsh, "A Sickness Spreads," *Time* (Asia) (11 October 2004).
2 Albert Camus, *The Plague*, translated by Stuart Gilbert (New York: A. A. Knopf, 1948), p. 38.
3 나의 기사들로는 "Human Transmission Possible," and "Fear Grips Village in Kamphaeng Phet," Nation (Bangkok) (29 September 2004); Thailand Chats.com, 3 October 2004; Noppawan Bunluesilp, "Fear Stalks Village of Thai Bird Flu Victim," Reuters (4 October 2004); Connie Levett, "Tens of Millions of Fowl Have Been Slaughtered in the Effort to Eradicate the Disease," Age (4 October 2004);Walsh, "Sickness Spreads" and Debora MacKenzie, "Bird Flu Transmitted Between Humans in Thailand," New Scientist (28 September 2004)이 있다. 한 기사에서는 마을 이름을 Ban Mu 19라고 했다.
4 Kumnuan Ungchusak et al., "Probable Person-to-Person Transmission of Avian Influenza A (H5N1)," *New England Journal of Medicine* 352, no. 4 (27 January 2005): p.336.

1장

1 Richard Webby and Robert Webster, "Are We Ready for Pandemic Influenzas?"

in *Learning from SARS: preparing for the next disease outbreak*, edited by Stacey Knobler et al. (Washington, DC: National Academies Press, 2004), p. 208.

2 Karl Nicholson, "Human Influenza," in *Textbook of Influenza*, edited by Karl Nicholson, Robert Webster, and Alan Hay (Oxford: Oxford Univ. Press, 1998), p. 221.

3 Jonathan Nguyen-Van-Tam, "Epidemiology of Influenza," in Nicholson, Webster, and Hay, *Textbook*, pp. 181-84의 역사에 관한 논고 참고.

4 T. Reichert et al., "Influenza and the Winter Increase in Mortality in the United States, 1959-1999," *American Journal of Epidemiology* 160, no. 5 (1 September 2004): pp. 492-502.

5 최저치의 출처는 DHHS, *Draft Pandemic Influenza Preparedness and Response Plan*, August 2004, p. 3이고; 최대치의 출처는 James Stevens et al., "Structure of the Uncleaved Human H1 Hemagglutinin from the Extinct 1918 Influenza Virus," *Science* 303 (19 March 2004): p. 1866이다.

6 B. Schoub, J. McAnerney, and T. Besselaar, "Regional Perspectives on Influenza Surveillance in Africa," *Vaccine* 20, Suppl. 2 (15 May 2002): p. S46.

7 Alan Hampson, "Epidemiological Data on Influenza in Asian Countries," *Vaccine* 17, Suppl. 1 (30 July 1999): pp. S19-S23.

8 Schoub, McAnerney, and Besselaar, "Regional Perspectives," p. S46.

9 Leon Simonsen, "The Global Impact of Influenza on Morbidity and Mortality," *Vaccine*, 17, Suppl. 1 (30 July 1999): pp. S3-S10; F. Karaivanova, "Viral Respiratory Infections and Their Role as a Public Health Problem in Tropical Countries (Review)," *African Journal of Medicine and Medical Science* 24, no. 1 (1995): pp. 1-7; and C. Wong et al., "Influenza-Associated Mortality in Hong Kong," *Clinical Infectious Diseases* 39, no. 11 (1 December 2004): p. 1611.

10 Shoub, McAnerney, and Besselaar, "Regional Perspectives," S45-6; and "Influenza Outbreak in the District of Bosobolo, DRC, Nov.-Dec. 2002," *Weekly Epidemiological Record* 13 (28 March 2003): pp. 94-96.

11 WHO, *Avian Influenza and Human Health: Report by Secretariat*, Geneva (8 April 2004): p. 1.

12 유행의 발원지에 관한 논란에 관해서는 John Barry, "The Site of Origin of the 1918 Influenza Pandemic and its Public Health Implications," *Journal of Translational Medicine* 2, no. 3 (20 January 2004): pp. 1-4 참고.

13 Niall Johnson and Juergen Mueller, "Updating the Accounts: Global Mortality of the 1918-920 'Spanish' Influenza Pandemic," *Bulletin of the History of Medicine* 76 (2002): tables 1-5; and Edwin Oakes Jordan, Epidemic Influenza (Chicago:

American Medical Association, 1927).
14 같은 글. pp. 108 and 115; and K. Dais, *The Population of India and Pakistan* (Princeton, NJ: Princeton Univ. Press, 1951), p. 37 (estimate of 20 million dead).
15 I. Mills, "The 1918-9 Influenza Pandemic—he Indian Experience," *Indian Economic and Social History Review* 23, no. 1 (1986): pp. 1-40.
16 같은 글, p. 35.
17 Mridula Ramanna, "Coping with the Influenza Pandemic: The Bombay Experience," in *The Spanish Influenza Pandemic of 1918-19: New Perspectives*, edited by Howard Phillips and David Killingray (London: Routledge, 2003), p. 95.
18 Peter Harnetty, "The Famine That Never Was: Christian Missionaries in India, 1918-1919," *Historian* (Spring 2001): p. 2에 인용됨.
19 Ramanna, "Bombay Experience," p.97.
20 Mills, "Indian Experience," pp.34-5.
21 Johnson and Mueller, "Updating the Accounts," p.106 (research of Svenn-Erik Mamelund).
22 Amir Afkhami, "Compromised Constitutions: The Iranian Experience with the 1918 Influenza Pandemic," *Bulletin of the History of Medicine* 77 (2003): pp.371-72.
23 같은 글, pp.386-91.

2장

1 Jaap Goudsmit, *Viral Fitness: The Next SARS and West Nile in the Making* (Oxford: Oxford Univ. Press), p.23.
2 Edward Stokes, *Hong Kong's Wild Places* (Hong Kong: Oxford Univ. Press, 1995), pp.175-76.
3 Pete Davies, *The Devil's Flu* (New York: Henry Holt, 2000), p.2.
4 D. Alexander, "A Review of Avian Influenza in Different Bird Species," *Veterinary Microbiology* 74 (2000): pp.3-13.
5 K. Shortridge, J. Peiris, and Y. Guan, "The Next Influenza Pandemic: Lessons from Hong Kong," *Journal of Applied Microbiology* 94, Symposium Supplement (2003): p.71S.
6 Davies, *Devil's Flu*, pp.8-12. 홍콩으로의 여행과 폭넓은 인터뷰를 바탕으로 한 Davies의 생생한 기사를 Gina Kolata의 오류 많은 글 *Flu* (New York: Farrar, Straus, Ginoax 1999)보다 추천한다. Kolata는 *New York Times* 의 과학전문기자로, 질병 통제센터의 정보에 과도하게 의존하여 소년의 사망일을 잘못 보도했고, 더 중요하게

는 네덜란드에서 바이러스의 변종을 처음 동정했다는 사실을 인지하지 못했다.

7 Robert Webster and Alan Hay, "The H5N1 Influenza Outbreak in Hong Kong: A Test of Pandemic Preparedness," in Nicholson, Webster, and Hay, *Textbook*, p. 561.

8 Davies, *Devil's Flu*, p. 19; Jocelyn Kaiser, "1918 Flu Experiments Spark Concerns About Biosafety," *Science* 306 (22 October 2004): p. 591; and Agriculture Research Service, USDA, "Containing the Hong Kong Poultry Flu Outbreak," (December 1998), www.ars.usda.gov 참조.

9 Robin Ajello and Catherine Shepherd, "The Flu Fighters" (1998), Asiaweek. com.

10 중요한 사실은, 그럼에도 연구자들이 감염 경로 — 새의 분변에 접촉해서 감염되는지 아니면 바이러스가 포함된 비말을 통한 감염인지 — 를 밝힐 직접적인 증거를 찾지는 못했다는 점이다. Anthony Mounts et al., "Case-Control Study of Risk Factors of Avian Influenza A (H5N1) Disease, Hong Kong, 1997," *Journal of Infectious Diseases* 180 (1999): pp. 507-8 참고.

11 Shortridge, Peiris, and Guan, "Next Influenza Pandemic," p. 72S.

3장

1 Quoted in Goudsmit, *Viral Fitness*, p. 148.

2 Richard Krause, "Foreword," in Morse, *Emerging Viruses*, p. vii.

3 William McNeill, "Control and Catastrophe in Human Affairs," *Daedalus* 118, no. 1 (1989): pp. 1-12.

4 같은 글.

5 William McNeill, "Patterns of Disease Emergence in History," in Morse, *Emerging Viruses*, p. 33.

6 Justin Brashares et al. "Bushmeat Hunting, Wildlife Declines, and Fish Supply in West Africa," *Science* 306 (12 November 2004): pp. 1180-82.

7 "Bushmeat and the Origin of HIV/AIDS," conference abstract, Environmental and Energy Study Institute, Washington, DC, February 2002.

8 Yanzhong Huang, "The SARS Epidemic and its Aftermath in China: A Political Perspective," in Stacey Knobler, *Learning from SARS*, p. 127.

9 *Sidney Morning Herald*, 9 April 2003.

10 National Academy of Sciences, *Growing Populations, Changing Landscapes: Studies from India, China, and the United States* (Washington, DC: National Academy Press, 2001), pp. 211, 212, 214, and 220.

11 같은 글.
12 K. Li et al., "Characterization of H9 Subtype Influenza Viruses from the Ducks of Southern China: a Candidate for the Next Influenza Pandemic in Humans?" *Journal of Virology* 77, no. 12 (June 2003): pp.6988-89.
13 Li, "H9 Subtypes," pp.6989 and 6992-93.
14 *New Scientist* interview quoted on eces.org/articles/00760.php.
15 Yi Guan et al., "Emergence of Multiple Genotypes of H5N1 Avian Influenza Viruses in Hong Kong Special Administrative Region," *PNAS* 99, no. 13 (25 June 2002): p.8950-54.
16 Emma Young, "Hong Kong Chicken Flu Slaughter 'Failed,' " *New Scientist*, 19 April 2002.
17 Katharine Sturm-Ramirez et al., "Reemerging H5N1 Influenza Viruses in Hong Kong in 2002 Are Highly Pathogenic to Ducks," *Journal of Virology* 78, no. 9 (May 2004): p.4899.
18 같은 글, pp.4892-4900.
19 "Update on the Avian Influenza Situation #26," *FAOAIDE News* (20 December 2004): p. 2.
20 Shortridge, Peiris, and Guan, "Next Influenza Pandemic," p.77S.
21 J. Peiris et al., "Re-emergence of Fatal Human Influenza A Subtype H5N1 Diseases," *Lancet* 363 (21 February 2004): pp.617-19.
22 "An Avian Flu Jumps to People," *Science* 299 (7 March 2003): p.1504.

4장

1 Robin Weiss and Angela McLean, "What Have We Learnt from SARS?" Phil.Trans. R. Soc. Lond. 359 B (2004): p.1139.
2 WHO, "SARS: Chronology of a Serial Killer," Update 95; and Tabitha Powledge, "Genetic Analysis of Bird Flu," Scientist, 27 February 2003.
3 Huang in Knobler, Learning from SARS, p.118.
4 J. Mackenzie et al., "The WHO Response to SARS and Preparations for the Future," in Knobler, Learning from SARS, p.43; and Karen Monaghan, "SARS: Down But Still a Threat," in Knobler, Learning from SARS, p.249 (CDC chart).
5 I. Yu and J. Sung, "The Epidemiology of the Outbreak of SARS in Hong Kong—hat We Do Know and What We Don't," Epidemiol. Infect. 132 (2004): pp.784: Hong Kong Department of Health, "Outbreak of SARS at Amoy Gardens,

Kowloon Bay, Hong Kong: Main Findings of the Investigation," 17 April 2003.
6 "Summary and Assessment," in Knobler, Learning from SARS, p. 4.
7 Huang in Knobler, Learning from SARS, pp. 123-25.
8 같은 글. 또한 Monaghan in Knobler, Learning from SARS, p. 255.
9 Y. Guan et al., "Isolation and Characterization of Viruses Related to the SARS Coronavirus from Animals in Southern China," in Knobler, Learning from SARS, pp. 157-65.
10 Diana Bell, Scott Roberton, and Paul Hunter, "Animal Origins of SARS Coronavirus: Possible Links with the International Trade in Small Carnivores," Phil. Trans. R. Soc. Lond. 359 B (2004): pp. 1107 and 1112.
11 Goudsmit, Viral Fitness, p. 142.
12 C. Naylor, Cyril Chantler, and Sian Griffiths, "Learning from SARS in Hong Kong and Toronto," JAMA 291, no. 20 (26 May 2004): pp. 2483-84. Also Abu Abdullah et al., "Lessons from the Severe Acute Respiratory Syndrome Outbreak in Hong Kong," Emerging Infectious Diseases 9, no. 9 (September 2003): p. 2 (on Chinese health workers).
13 Robert Webster, "Wet Markets— Continuing Source of Severe Acute Respiratory Syndrome and Influenza?" Lancet 363 (17 January 2004): p. 236.
14 Roy Anderson et al., "Epidemiology, Transmission Dynamics and Control of SARS: The 2002-2003 Epidemic," Phil. Trans. R. Soc. Lond, 359 B (2004): p. 1104.
15 Goudsmit, Viral Fitness, p. 148.
16 J. Peiris and Y. Guan, "Confronting SARS: A View from Hong Kong," Phil. Trans. R. Soc. Lond, 359 B (2004): p. 1077.
17 Anderson, "Transmission Dynamics," p. 1096.
18 Weiss and McLean, "What Have We Learnt?" p. 1139.

5장

1 Quoted in Bernice Wuethrich, "Chasing the Fickle Swine Flu," Science 299 (7 March 2003): p. 1502.
2 캔사스로 추정하는 증거를 위해서는 Barry, "The Site of Origin." 참고.
3 Christopher Delgado, Mark Rosegrant, and Nikolas Wada, "Meating and Milking Global Demand: Stakes for Small-Scale Farmers in Developing Countries," in The Livestock Revolution: A Pathway from Poverty? edited by A. Brown (Canberra

ATSE Crawford Fund, 2003), p.14.

4 UNEP/GEF, "Protecting the Environment from the Impact of the Growing Industrialization of Livestock Production in East Asia," working paper, Phuket (Thailand) 2003, p. 1.

5 Donald Stull and Michael Broadway, Slaughterhouse Blues: The Meat and Poultry Industry in North America (Belmont, CA: Thompson/Wadsworth, 2004), p.41.

6 James Rhodes, "The Industrialization of Hog Production," Review of Agricultural Economics 17 (1995): pp.107-18.

7 William Boyd and Michael Watts, "Agro-industrial Just-in-Time: The Chicken Industry and Postwar American Capitalism," in Globalising Food: Agrarian Questions and Global Restructuring, edited by Michael Goodman and Michael Watts (London: Routledge, 1997), p.209.

8 J. van Middelkoop, "High Density Broiler Production — The European Way," Government of Alberta Poultry Website, www.agric.gov.ab.ca./livestock/poultry.

9 Ron Fouchier et al., "Avian Influenza A Virus (H7N7) Associated with Human Conjunctivitis and a Fatal Case of Acute Respiratory Distress Syndrome," PNAS 101, no. 5 (3 February 2004): p.1360.

10 Marion Koopmans et al., "Transmission of H7N7 Avian Influenza A Virus to Human Beings during a Large Outbreak in Commercial Poultry Farms in the Netherlands," Lancet 363 (21 February 2004): p.587.

11 같은 글, pp.587-88.

12 같은 글. pp.588-90;Adam Meijer et al., "Highly Pathogenic Avian Influenza Virus A (H7N7) Infection of Humans and Human-to-Human Transmission during Avian Influenza Outbreak in the Netherlands," in Options for the Control of Influenza V, edited by Y. Kawaoka (Amsterdam, Elsevier, 2004), pp.65-68; Martin Enserink, "Bird Flu Infected 1000," Science 306 (22 October 2004): p.590; and Fox News, "Dutch Investigation Shows Bird Flu Outbreak Worsens in the Netherlands," 18 January 2005 (2000 figure).

13 Enserink, "Bird Flu," p.590.

14 Fouchier, "Avian Influenza A," p.1360.

15 Koopmans, "Transmission of H7N7," p.593.

16 Wuethrich, "Fickle Swine Flu," pp.1502-5; and Christopher Olsen, Gabriele Landolt, and Alexander Karasin, "The Emergence of Novel Influenza Viruses among Pigs in North America due to Interspecies Transmission and

Reassortment," in Kawaoka, "Options," pp. 196-98.
17 Rodger Ott quoted in Wuethrich, "Fickle Swine Flu," p. 1503.
18 Wuethrich, "Fickle Swine Flu," p. 1503.
19 P. Woolcock, D. Suarez, and D. Kuney, "Low-Pathogenicity Avian Influenza Virus (H6N2) in Chickens in California, 2000-02," Avian Diseases 47, Suppl. 3 (2003): pp. 872-81.
20 "Summary and Assessment," in The Threat of Pandemic Influenza: Are We Ready?, edited by Knobler et al. (Washington D.C.: Institute of Medicine 2005), pp. 21-23.
21 같은 글.
22 Carol Cardona, "Low Pathogenicity Avian Influenza Outbreaks in Commercial Poultry in California," in Knobler, Threat, p. 195.
23 논쟁에 대한 개괄을 위해서는 D. Alexander, "Should We Change the Definition of Avian Influenza for Eradication Purposes?" Avian Diseases 47, Suppl. 3 (2003): pp. 976-81 참고.
24 Wuethrich, "Fickle Swine Flu," p. 1505.

6장

1 Jasper Becker, "Bird Flu Hits China," Independent (London), 30 January 2004.
2 A. Fumihito et al., "One Subspecies of the Red Junglefowl (Gallus gallus gallus) Suffices as the Matriarchic Ancestor of all Domestic Breeds," PNAS 91 (20 December 1994): pp. 12505-9.
3 See www.cpthailand.com.
4 Isabelle Delforge, "The Flu That Made Agribusiness Stronger," 원문은 Bangkok Post www.focusweb.org에 개재됨.
5 Felicity Lawrence, "Fowl Play," Guardian, 8 July 2002.
6 Erick Stowers, "Chinagate Scandal," Pressing Times, Spring 2002.
7 Dan Moldea and David Corn, "Influence Peddling, Bush Style," Nation (New York), 23 October 2000.
8 Pasuk Phongpaichit, Corruption, Governance, and Globalisation: Lessons from the New Thailand, Corner House Briefing #29 (London 2003), p. 18.
9 Bruce Einhorn, "China: New Plague, Same Coverup?" Business Week Online (10 February 2004)
10 "Bird Flu Found in Smuggled Duck," Taipei Times, 1 January 2004.

11 Debora MacKenzie, "Bird Flu Outbreak Started a Year Ago," New Scientist, 28 January 2004.

12 Robin McKie et al., 'Warning as Bird Flu Crossover Danger Escalates," Observer, 12 December 2004.

13 Senator Nirun Phitakwatchara, quoted in "Thailand and Cambodia Admit Bird Flu," New Scientist, 23 January 2004.

14 Bangkok Post (30 January, 5-6 February, and 25 March), quoted in Isabelle Delforge, "Thailand: The World's Kitchen," Le Monde diplomatique (English edition), July 2004.

15 식량농업기구의 하노이 대표인 안톤 리체너(Anton Rychener)는 2004년 2월 언론과의 인터뷰에서 "수개월 전부터" 베트남의 가금류에서 조류독감 양성 반응이 나오고 있었다고 말했다. 키스 브래드셔(Keith Bradsher), "Bird Flu Is Back," New York Times, 30 August 2004 참고.

16 Justin McCurry, "Bird Flu Suicides in Japan," Guardian, 9 March 2004.

17 David Cyranoski, "Vaccine Sought as Bird Flu Infects Humans," Nature 422 (6 March 2003).

18 Richard Ehrlich, "Thailand Denies Bird Flu Cover-Up" (26 January 2004), www.scoop.co.nz.

19 "Cover-up Began Last Year," Nation (Bangkok), 23 January 2004; and Manager (2 February 2004), cited in Chanida Chanyapate and Isabelle Delforge, "The Politics of Bird Flu in Thailand" (19 April 2004), www.focusweb.org.

20 "Thai PM Admits Mistakes Over Bird Flu," Guardian Unlimited, 28 January 2004.

21 Sirima Manapornsamrat, quoted in "Thailand's Poultry Industry Facing Huge Losses from Bird Flu Crisis" (25 January 2004), www.eubusiness.com.

22 "Sukhothai Death: Victims of the Information Gap," Nation (Bangkok), 2 February 2004.

23 Interviewed by Delforge, "Thailand: The World's Kitchen."

24 "Chicken Exports: Watana Threatens Retaliation," Nation (Bangkok), 4 February 2004.

25 Chanyapate and Delforge, "Politics,"

26 식량농업기구 보도자료, Bangkok, 28 January 2004.

27 Slingenbergh et al., "Ecological Sources of Zoonotic Diseases," Rev. Sci.Tech. Off. Epiz. 23, no.2 (2004): p.476.

28 Delforge, "The Flu," and "Hay Tay Wages Grueling War on Avian Flu," Vietnam News, 4 February 2004.

29 John Aglionby, "The Politics of Poultry," Guardian, 29 January 2004.

30 Leu Siew Ting, "China: Criticism Grows Over Media Coverage," South China Morning Post, 11 February 2004.
31 Chanyapate and Delforge, "Politics," "Focus on Foreign Wildfowl," Nation (Bangkok), 26 January 2004; and "Pigeons to Be Slaughtered," Nation (Bangkok), 30 January 2004.
32 Secretariat, WHO, "Avian Influenza and Human Health," Geneva (8 April 2004); and Keith Bradsher and Lawrence Altman, "A War and a Mystery: Confronting Avian Flu," New York Times, 12 October 2004.
33 Associated Press, 1 February 2004.
34 "China: Towards 'Xiaokang,' but Still Living Dangerously," Lancet 363 (7 February 2004): p. 409.
35 Y. Guan et al., "H5N1 influenza: A Protean Pandemic Threat," PNAS 101, no. 20 (25 May 2004): pp. 8156-57.
36 같은 글.
37 Alison Abbott and Helen Pearson, "Fear of Human Pandemic Grows as Bird Flu Sweeps through Asia," Nature 427 (5 February 2004): pp. 472-73.
38 식량농업기구와 세계동물보건기구의 공동 선언, 23 March 2004.

7장

1 Quoted in Keith Bradsher and Lawrence Altman, "UN Health Official Foresees Tens of Millions Dying in a Global Flu," New York Times, 29 November 2004.
2 Reuters, "US Chicken Exports Rise," 28 January 2004; notes at www.thaistocks.com; "Bird-flu Outbreaks Elsewhere Present Opportunities to Taiwan Exporters," 23 February 2004, www.taiwanheadlines.gov.tw; and Delforge, "The World's Kitchen."
3 K. Li et al., "Genesis of a Highly Pathogenic and Potentially Pandemic H5N1 Influenza Virus in Eastern Asia," Nature 430 (8 July 2004): pp. 209-12.
4 Li, "Genesis," pp. 209-12.
5 Donald McNeil, "Experts Call Wild Birds Victims, not Vectors," New York Times, 12 October 2004.
6 Shaoni Bhattacharya, "Three People Killed by Bird Flu in Vietnam," New Scientist, 12 August 2004.
7 WHO release, 12 September 2004, www.smh.com.au.
8 "Concern over Bird, Humanflu Outbreaks," Nation (Bangkok), 15 September,

and "Bird Flu Suspected in Child Deaths," Nation (Bangkok), 24 September 2004.
9 "Cambodia: Outbreak of Bird Flu," Nation (Bangkok), 22 September 2004.
10 "Thailand Offers Chicken for Russian Arms," Moscow News, 1 September 2004.
11 Bryan Walsh, "Sickness Spreads," and Debora MacKenzie, "Bird Flu Transmitted between Humans in Thailand," New Scientist.
12 "Cabinet Given Bird-Flu Deadline," Nation (Bangkok), 30 September 2004.
13 "Young Girl becomes Third Bird Flu Fatality," Nation (Bangkok), 5 October 2004.
14 Thijs Kuiken et al., "Avian H5N1 Influenza in Cats," Science 306 (8 October 2004): p.241.
15 "Scary Strains," Newsweek, 1 November 2004.
16 Keith Bradsher and Lawrence Altman, "Tens of Millions," New York Times, 29 November 2004.
17 Martin Enserink, "WHO Adds More '1918' to Pandemic Predictions," Science 306 (17 December 2004): p.2025; and Neil Mackay, "Is This the Scourge of 2005?" Sunday Herald, 26 December 2004.

8장

1 Richard Webby and Robert Webster, "Are We Ready for Pandemic Influenza?" in Knobler, Learning from SARS, p.217.
2 Quoted in Erika Check, "Thompson Cedes Crown," Nature 432 (9 December 2004), p.660.
3 Robert Pear, "U.S. Health Chief, Stepping Down, Issues Warning," New York Times, 4 December 2004.
4 $105 million for abstinence and $100 million for influenza; see New York Times, 23 November 2004.
5 Richard Horton, Health Wars (New York: New York Review of Books, 2003), p.79.
6 GAO.
7 Report quoted in Llewellyn Lefters, Linda Brink, and Ernest Takafuji, "Are We Prepared for a Viral Epidemic Emergency?" in Morse, Emerging Viruses, p.272.
8 Greg Behrman, The Invisible People (New York: Free Press, 2004).
9 Government Accounting Office (GAO), Influenza Pandemic: Plan Needed for Federal and State Response (Washington, DC: The Office, 2000), pp.5, 8-11, 17, and 27-28.

10 Institute of Health, Calling the Shots: Immunization Finance Policies and Practices (Washington, DC: National Academy Press, 2000), pp.3-4, 88, and 144.
11 Medical Center, University of Rochester, press release, 12 December 2003.
12 Robert Hockberger, "Even Without a Flu Epidemic, ERs Are in Crisis," Los Angeles Times, 27 December 2003.
13 Institute of Medicine, Committee on Assuring the Health of the Public in the 21st Century, The Future of the Public's Health in the 21st Century (Washington, DC: National Academy Press, 2003), pp.97-99.
14 Debora Mackenzie, "Antharax Attack Bug 'identical' to Army Strain," New Scientist, 9 may 2002.
15 Robert Webster and Elizabeth Walker, "Influenza," American Scientist (March-April 2003).
16 Graeme Laver and Robert Webster, "Introduction," Phil. Trans. R. Soc. Lond., 356 B (2001): p.1814. 다음의 글에서도 동일한 말을 했다. Graeme Laver and Elspeth Garman, "The Origin and Control of Pandemic Influenza," Science 293 (7 September 2001); Robert Webster and Elizabeth Walker, "Influenza, American Scientist (March-April 2003); and Richard Webby and Robert Webster, "Are We Ready for Pandemic Influenza?" Science 302 (28 November 2003).
17 Edward Richards, "Bioterrorism and the Use of Fear in Public Health," at http://plague.law.umkc.edu.
18 미국 보건복지부, "Opening Statement by Tommy Thompson, Secretary… on Project Bioshield," 미 하원 국토안보위원회(House Select Commission on Homeland Security), 27 March 2003.
19 Merrill Goozner, "Bioterror Brain Drain," American Prospect, 1 October 2003.
20 Scott Shane, "Exposure at Germ Lab Reignites a Public Health Debate," New York Times, 24 January 2005.
21 다음의 글에 인용. Patrick Martin, "US Health Care Workers Spurn Bush Smallpox Vaccination Plan," World Socialist Website (1 March 2003), www.wsws.org.
22 Marcia Angell, The Truth About the Drug Companies (New York: Random House, 2004), p.11.
23 "Drug Makers Find Vaccines Can Be Good for Business," New York Times, 29 October 2004.
24 Martin Leeb, "A Shot in the Arm," Nature 431 (21 October 2004): p.893.
25 Donald Barlett and James Steele, "The Health of Nations," New York Times, 24 October 2004, Op-Ed.

9장

1 Walsh, “Sickness Spreads,” *Time* (Asia), 11 October 2004.

2 Michael Rosenwald, “Flu Crisis Sparks Fresh Look at Vaccine Production,” *Washington Post*, 27 November 2004.

3 Halla Thorsteinsdottir, “Cuba—nnovation through Synergy,” *Nature Biotechnology* 22 (December 2004): p. DC19.

4 Sabin Russell, San Francisco Chronicle, 17 October 2004.

5 Mark Smolinski, Margaret Hamburg, and Joshua Lederberg (eds.), Microbial Threats to Health: Emergence, Detection and Response, Institute of Medicine (Washington, DC: National Academies Press, 2003), p. 136.

6 Trust for America's Health, Ready or Not? Protecting the Public's Health in the Age of Bioterrorism (Washington, DC: 2004), p. 32.

7 Zachary Coile, “Chiron Found Bad Flu Vaccine in July,” San Francisco Chronicle, 18 November 2004; and David Brown, “U.S. Knew Last Year of Flu Vaccine's Plant's Woes,” Washington Post, 18 November 2004.

8 Keith Bradsher and Lawrence Altman, “Experts Confront Major Obstacles in Containing Virulent Bird Flu,” New York Times, 30 September 2004.

9 Editorial, New York Times, 12 October 2004.

10 Bradsher and Altman, “Experts.”

11 Dr. William Winkenwerder, covering letter to Department of Defense Pandemic Influenza Preparation and Response Planning Guidance, office of The Assistant Secretary of Defense, 21 September 2004.

12 다음에 인용됨. CIDRAP News, 15 November 2004.

13 Reynolds의 인터뷰, “The Flu Hunters,” p. 10.

14 John Minz and Joby Warrick, “U.S. Unprepared Despite Progress, Experts Say,” *Washington Post*, 8 November 2004.

15 Trust for America's Health, *Ready or Not?*, pp. 3 and 33-34; and *Facing the Flu*, February 2004, pp. 1-2 and 6.

16 Kerry-Edward의 대선 캠페인, “George Bush Passing the Blame on the Flu Vaccine,” 보도자료, 19 October 2004.

17 Ralph Nader, “Bush Administration Ignores the Potential Threat of Bird Flu,” CommonDreams.org, 4 Feburary 2004; 그리고 Nader for President 보도자료, 26 August 2004.

10장

1 Horton, *Health Wars*, p. 326.
2 Paul Ewald, *Plague Time: The New Germ Theory of Disease* (New York: The Free Press, 2002), pp. 21-25.
3 Paul Ewald, *Evolution of Infectious Disease* (Oxford: Oxford Univ. Press, 1994), pp. 110-13.
4 Laurie Garrett, Betrayal of Trust: The Collapse of Global Public Health (New York: Hyperion, 2000), pp. 3 and 9.
5 Horton, Health Wars, pp. 325, 328-331, and 343.
6 Editorial, "Political Neglect in India's Health," Lancet 363 (15 May 2004): p. 1565.
7 Alex de Waal, "Sex in Summertown," TLS, 6 August 2004, p. 6.
8 Vasant Narasimhan et al., "Responding to the Global Human Resources Crisis," Lancet 363 (1 May 2004), p. 1469; and Science 304 (25 June 2004), p. 1910.
9 Richard Webby and Robert Webster, "Are We Ready for Pandemic Influenzas?" in Knobler, Learning from SARS, p. 214.
10 Kaiser, "Facing Down the Flu," p. 394.
11 Enserink, "Looking," p. 393.
12 Kaiser, "Facing Down the Flu," p. 394.
13 Rene Snacken et al., "The Next Influenza Pandemic: Lessons from Hong Kong, 1997," Emerging Infectious Diseases 5, no. 2 (March-April 1999): p. 201.
14 Kaiser, "Facing Down the Flu," p. 394.
15 Ghanshyam Shah, Public Health and Urban Development: The Plague in Surat (New Delhi 1997), pp. 109-10.
16 Garrett, Betrayal, p. 27.
17 같은글. pp. 31-33.
18 Shah, Urban Development, pp. 224-26.
19 Kaiser, "Facing Down the Flu," p. 397.
20 "Fact Sheet: HIV/AIDS and the Flu," CDC, 8 November 2004.

결론

1 "Future Flu Epidemic Warning," CBSNEWS.com, 15 December 2004.
2 Ilaria Capua quoted in Martin Enserink, "Veterinary Scientists Shore Up Defenses Against Bird Flu," Science 308 (15 April 2005): p. 341.

역자 인터뷰

팬데믹의 시대*

* 이 인터뷰는 2025년 5월 16일 서울 모처에서 장호종이 우석균을 만나 한 것이다. 장호종은 우석균 등과 공저한 『코로나19, 자본주의의 모순이 낳은 재난』(책갈피, 2020)의 엮은이다.

코로나19는 2019년 연말에 중국 우한에서 시작됐고, 세계보건기구 WHO는 2023년 5월 5일 팬데믹의 국제공중보건비상사태가 끝났다고 선언했습니다. 치명률이 많이 낮아진 것 같긴 한데 국내에서는 최근에도 또 한 번 유행이 있었고요. 현재 상태는 어떻다고 봐야 할까요?

▶ 코로나19 팬데믹에 대해 그 지속 기간만큼은 많은 역학자들이나 질병학자들의 예상이 크게 틀리지는 않았던 것 같아요. 그들은 대개 처음에 1~2년간 큰 확산이 있을 것이고 (이 기간을 더해) 대략 3~4년간 팬데믹이 있고 난 뒤에 그 다음에는 이른바 풍토병으로 되는 그런 과정을 겪을 것이라고 예상했었는데요. 이것은 역으로 말하면 인류의 어떠한 개입도 100년도 더 지난 1918년의 스페인 독감 팬데믹과 유사한 경로를 겪는 것을 막을 수 없었다는 이야기죠.

질병 예방 조치라든가 공중보건 조치라든가 심지어 백신조차도 팬데믹의 진행에 전혀 영향을 주지 않았다고 할 수는 없지만, 감염병의 자연스러운 유행 패턴대로 진행되는 것을 크게 변화시키지는 못한 듯합니다. 말씀하신 것처럼 세계보건기구도 코로나의 국제공중보건비상사태의 종결은 선언했지만 팬데믹의 종결을 선언한 것은 아닙니다. 코로나 19 팬데믹의 정점은 끝났지만, 여전히 최근 동남아지역의 코로나 19 유행처럼 국지적 다국가 간 유행(endemic-epidemic) 등으로는 계속해서 남아 있을 듯합니다. 그것이 앞으로 1918년 스페인 인플루엔자처럼 겨울에 유행하는 독감의 형태로 남을지 다른 형태로 남을지는 좀 더 두고 봐야 하겠지만 말이죠. 지금까지는 다행히도 유행성 독감 정도의 피해를 주는 그런 감염병의 하나로 되어가는 듯합니다.

얼마 전 두 번째 임기를 시작한 트럼프가 백악관 홈페이지에 코로나의 기원이 중국 연구소라는 내용을 올렸는데요. 초기에 그와 관련된 논란이 꽤 있긴 했는데 그 뒤로 좀 더 밝혀진 게 있나요?

▶ 트럼프로 인해 생긴 코로나에 대한 음모론은 매우 많았죠. 말라리아 약으로 코로나가 낫는다는 음모론도 트럼프가 퍼뜨리는 데 기여했지요. 사람들이 거의 안 믿었지만, 소독약으로 소독하면 몸 안에 바이러스도 없어진다는 음모론도 있었고요.

그 외에 몇 가지 음모론이 더 있는데 그중 하나가 이 바이러스가 생물학 전쟁의 일환으로 중국 우한의 연구소에서 개발한 것이고 중국 당국이 이를 고의로 퍼뜨린 것이라는 내용이었죠. 당시에 트럼프 대통령 임기 첫 시절이었는데, 미국 공중방역 당국, 그러니까 CDC 등이 근거가 희박하다고 이야기 했지만 그럼에도 불구하고 음모론의 영향력이 매우 컸죠.

하지만 트럼프가 다시 대통령이 되기 전까지 그 말을 뒷받침할 만한 근거는 하나도 나오지 않았어요. 최근 트럼프가 다시 대통령이 되어 이 음모론을 다시 주장하고 미 정보당국 중 하나가 이를 지지하는 듯합니다. 하지만 최근 보고서들을 보면 코로나19 기원 바이러스를 가진 박쥐들이 베트남과 라오스, 중국 남부에 넓게 분포하고 있었고, 이 박쥐들이 중국 우한으로 야생동물로 수입되었다는 보고가 나오고 있습니다.

다만, 연구소에서 코로나바이러스뿐 아니라 다른 바이러스 같은 위험물질들이 실험 중에 흘러나올 가능성이 없는가 하고 보면 그렇지는 않아요. 조류 인플루엔자나 다른 바이러스들에 의해서 연구원들이 감염됐던 케이스들도 있어요. 실제로 연구소에서 신종 바이러스들을 많이 만들고 있기도 하죠. 그런 것들이 실제로 유행한 바이러스와 유사하다는 보고도 있었어요. 따라서 연구소에 대한 통제나 방역 조치 이런 것들도 굉장히 중요하다고 봅니다.

그런데 전 세계에서 기초 과학에 대한 예산 투자가 많이 삭감됨으로써 높은 보안수준을 요구하는 바이러스 연구소들에 대한 방역 예산도 많이 삭감되는 등 예방 조치가 약화하고 있습니다. 그만큼 위험성은 좀 더 높아지고 있죠. 연구소 유출설은 트럼프의 음모론 자체보다 이런 점에서 우리가 좀 되새겨 봐야 할 그런 부분이 아닌가 생각합니다. 야생동물의 수출입도 그렇죠. 전 세계의 모든 희귀동물들은 사실 부자들의 식용품으로 유행하는 경우가 많습니다. 희귀동물이 곧 자신들의 부를 과시하는 별미가 되는 것이죠. 2005년 유행했던 사스는 중국 부자들의 사향고양이(civet cat) 식용이 원인 중의 하나로 추정되거든요.

팬데믹이 시작되고 한 반년쯤 지났을 때 전 세계적으로 유행했던 말이 '팬데믹 전과 후는 다를 것이다' 하는 것이었는데요. 달라진 게 있다고 생각하시나요? 혹은 달라지지 않은 게 있다면 뭐가 있나요?

▸ 글쎄요. 당시에 그 질문은 아마도 팬데믹 이전과 이후 달라져야 한다고 주장했던 것이 아닌가 해요. 팬데믹까지 겪었으니 이제 좀 달라졌으면 좋겠다. 자연 앞에 선 인류라는 종의 무력감, 그리고 팬데믹 앞에서 인간이 자연과 어떤 생존을 도모해야 하는가에 대한 깨달음의 계기가 되기를 바라는 많은 사람들의 소망이 담겨 있었던 것 같아요.

그러나 실제로 그런 깨달음보다는 인류는 결코 하나가 아니다라는 깨달음을 주었죠. 인간은 계급으로 나누어져 있고, 팬데믹처럼 자연적인 재난에 인위적 재난까지 더해진 복합적 위기에 대해, 피착취 계급과 억압받는 사람들, 사회적 약자와 가난한 나라들에 더 많은 희생이 강요된다는 사실 말이죠. 그런 불평등이 더 재난을 악화시키고 악화된 재난이 또 다시 불평등을 악화시키는 악순환이 된다는 것을 오히려 되새기게 됐죠.

제 생각에는 코로나 팬데믹은 앞으로 우리가 기후 위기처럼 자연적인 성격을 띠지만 사실 인간이 만들어낸 거대한 위기가 닥쳤을 때 어떤 일이 벌어질지 미리 리허설을 한번 해 본 것이 아닌가 그런 생각이 듭니다.

이 책의 저자인 마이크 데이비스는 조류 인플루엔자나 코로나 팬데믹이 인간이 만들어낸 자연재해 중 하나라고 지적하는 것으로 알고 있습니다. 이 점에 대해 좀 더 설명해 주시겠습니까?

▶ 조류 인플루엔자나 코로나19 팬데믹을 인간이 만들어낸 팬데믹이라고 하는 데에는 몇 가지 요인이 있죠. 동물에게 병을 일으키던 바이러스가 사람에게 해를 입히게 된 원인으로는 크게 봐서 축산 혁명, 즉, 공장식 축산업이 증가하고 특히 저임금 착취에 기반해 이런 식의 농축산업이 글로벌 사우스에 집중되는 현상과, 글로벌 사우스의 도시화와 동시에 일어나는 대도시의 슬럼화, 두 가지를 얘기하고 있어요.

거대 산업형 농업의 등장으로 인해 공장식 축산업이 중국 남부나 적도 주변의 아시아, 유럽 남부, 아프리카 북부 등에 집중됐고. 이 지역에서 가축 밀도가 크게 높아졌어요. 공장식 축산업은 축산업이 전통 농업과 분리되는 현상을 가속한 것이기도 하죠.

옛날에는 농업과 축산업이 같은 장소에서 이뤄졌고, 가축 밀도가 지금처럼 높지는 않았죠. 거대 기업 중심의 산업형 농업으로 재편이 되면서 공장식 축산업이 등장하고 가축 밀도가 엄청나게 증가했어요. 가축 사료용 단작 작물 재배지만 있을 뿐인 상태로 농업과 축산업이 분리가 된 것은 사실 자연에 속하는 다양한 구성 요소들이 오랜 세월 동안 맺어온 관계가 파괴되었음을 뜻하는 것이기도 해요. 오로지 자본주의적 효율을 높이기 위해 그렇게 된 거죠. 이런 상황에서는 그동안 자연에서 벌어지지 않았던 일들, 예컨대 변이 바이러스의 출현 등이 예측 불가능한 시점에 일어날 수 있게 되는 거죠.

마이크 데이비스는 서부 아프리카의 어업에 관련된 얘기도 하는데요. 서부 아프리카에는 수공업적 어업으로 물고기를 먹고 사는 사람들이 매우 많았다고 해요. 그런데 유럽에서 건너 온 자본주의적 저인망 어업이 등장하면서 주로 서구시장에서 잘 팔리는 물고기들만 잡아가고 나머지 60~70퍼센트의 이른바 '잡생선'들은 다 바다에 그냥 버린다는 거예요.

그러자 이 생선을 주식으로 삼았던 사람들은 먹을거리를 구하기 위해 인근 삼림을 벌채하게 됐다고 해요. 물고기 대신 다른 포유류로 단백질을 대체하게 되는 거죠.

삼림 벌채는 다시 인간과 야생동물과의 접촉을 늘리게 되고요. 삼림이 잘려진 곳에서는 유럽에 수출하기 위한 작물재배가 이뤄지기도 하고요. 거기에는 또 유럽에 팔리는 단일작물형 경작, 즉 모노 플랜테이션을 하게 되고 이는 다시 다양성의 축소를 통해 인간과 자연 사이에 놓여 있던 여러 겹의 방어막이 붕괴되면서 변종 바이러스들이 만들어지고 곧바로 인간과 야생동물 간에 공유가 되는거죠. 자본주의적 농업이 인간과 자연의 관계를 여러 고리에서 우리가 생각하는 것보다 훨씬 더 근본적으로 더 빨리 더 크게 바꿔놓고 있다는 것입니다.

이런 과정에서 그동안은 접촉해 본 적 없는 야생동물이 보유한 인플루엔자와 가축 간, 그리고 다시 인간 사이의 접촉면이 넓어지면서 팬데믹을 일으킬 조건이 마련된다고 마이크 데이비스는 지적하고 있죠.

동시에 글로벌 사우스, 예전에는 제3세계라고 불리던 지역에서 자본주의적 '발전'이 진행됨에 따라 빈곤화와 도시 슬럼화가 같이 진행됐어요. 그러니까 자본주의적 발전의 결과로써 축산업의 변화와 도시의 변화가 이루어졌다는 것이죠.

이런 환경에서는 바이러스가 밀집된 가축에게 옮겨지고, 유전자가 재조합되고, 결국 종간 장벽을 넘어서 조류는 물론이고 돼지 같은 포유류, 박쥐, 그리고 마침내 인간에게 넘어올 수 있게 된다는 것이죠.

또 지난 수십 년 동안 진행된 세계화로 국가 간 교류가 빈번해지는 한편, 전 세계적으로 거의 모든 나라에서 공중보건 조치는 쇠퇴했어요. 신자유주의 세계화의 결과죠. 공중보건이라는 인프라, 병원이라든가 위생, 즉 물이나 영양 상태 이런 것들이 빠른 속도로 악화하면서 팬데믹이 발생할 수 있는 최적의 조건이 만들어졌다는 얘기입니다.

한 번 종간 장벽을 뛰어넘은 바이러스들은 세계화가 만들어낸 조건 덕분에 인간들 사이에 빠르게 번져 나가고, 빈곤과 영양실조, 비위생적인 환경이라는 조건은 그 속도를 더욱 높인다는 것이죠. 결국 현대 팬데믹은 이제 사실상 인간에 의해서 만들어진 것이라는 게 마이크 데이비스의 설명입니다.

실제 코로나바이러스의 진화 과정과 사람으로의 감염 경로가 완전히 밝혀진 것은 아니지만 마이크 데이비스가 지적한 '최적의 조건'이 갖춰져 있었다는 사실은 이제 잘 알려져 있습니다. 롭 월러스도 자신의 책 『죽은 역학자들 - 코로나19의 기원과 맑스주의 역학자의 지도(Dead Epidemiologists: On the Origins of Covid-19)』에서 이 과정을 잘 보여 주었죠.

그리고 결국 마이크 데이비스가 예견한 것처럼 조류 인플루엔자뿐만 아니라 사스, 메르스 그리고 뒤이어 코로나가 팬데믹으로 발전한 거예요.

따라서 우리가 겪었고 앞으로도 겪게 될 팬데믹이 단순한 변이 바이러스의 문제가 아니라 자본주의적 농업과 축산업, 더 나아가 자본주의적 생산 양식 전체가 생태계에 미치는 영향의 결과라는 것이고, 바로 그런 '최적의 조건'의 결과가 다시 인간에게 위협을 가하고 있다는 것이죠.

마이크 데이비스가 경고한 조류 인플루엔자는 현재 어떤 상태라고 봐야 할까요?

▸ 코로나바이러스는 사실 치명률이 높았을 때가 2퍼센트였어요. 감염된 사람의 2퍼센트가 사망했죠. 가장 높았던 초기에요. 그 뒤에는 점점 더 낮아졌는데요. 조류 인플루엔자는 치명률이 거의 40퍼센트에 이를 것으로 예상합니다.

그리고 코로나바이러스는 박쥐에서 인간으로 감염되는 과정에 중간 숙주가 있었을 것으로 여겨지는데요. 예컨대 사스는 사향고양이, 메르스는 낙타가 그 중간 숙주였죠. 코로나19 팬데믹의 경우 초기에 천산갑이 중간 숙주로 주목을 받았는데 최근에는 다른 동물이었을 가능성(너구리 lacoon dog)이 높다고 합니다. 어쨌든 박쥐로부터 인간으로의 중간숙주를 통한 종간 전파가 일어난 것이죠.

그런데 조류 인플루엔자 바이러스는 조류에서 인간으로 넘어가는 과정이 훨씬 간단해요. 유전자로 봤을 때도 대변이가 아니라 소변이로도 충분히 가능하다고 하고요. 그래서 많은 바이러스 학자가 코로나보다는 조류 인플루엔자가 먼저 팬데믹을 일으킬 것이라고 예상했던 이유이기도 합니다. 실제로는 코로나 팬데믹이 먼저였지만요.

하지만 조류 인플루엔자는 지금 매우 많은 포유류에 다 번져 있어요. 번지지 않은 포유류를 세는 게 빠를 정도라고 얘기할 정도죠. 최근 미국의 질병통제예방센터 CDC의 발표를 보면 미국에서 140명이 조류 인플루엔자에 걸렸는데 그중에 절반은 소를 키우는 노동자들이었다고 해요. 소를 거쳐 축산 노동자들이 감염된 거죠.

그 범위도 아시아에서 유럽, 북미 대륙 전역으로 번졌고 최근에는 멕시코에서 석 달 된 영아가 조류 인플루엔자로 사망했다고 하니까 그 확산 범위가 코로나 팬데믹 초기 그러니까 마이크 데이비스가 이 책의 서문을 다시 쓴 때보다 더 넓다고 할 수 있어요. 초판의 영어 제목이 『문 앞의 괴물』 그러니까 『임박한 위험』이라는 제목이었고, 개정판이 『괴물이 들어왔다』인데요. 이제 더 위험한 상태라고 할 수 있습니다.

사실 팬데믹이 시작되었던 시기를 생각해 보면 아주 충격적인 일들이 벌어졌잖아요. 처음에는 도대체 이게 왜 시작된 거냐에 사람들의 관심이 갔다가

금방 이것에 대처하는 정부들의 태도에 대한 문제로 확 변해버렸어요. 그게 어찌 보면 사람들에게는 더 큰 충격이었던 것 같기도 하거든요.

▶ 당시 이른바 '선진국' 정부들이 경제를 위해 생명을 포기하자는 조치들을 취해 사람들에게 엄청난 충격을 줬어요. 정부가 취해야 할 공중보건 조치의 관점에서 보면 경악스러운 일이었습니다.

미국의 트럼프는 "전염병이란 우스운 거다. 정부가 대응할 필요가 없다" 하는 식이었죠.

당시 영국 총리 보리스 존슨은 "사랑하는 사람과 헤어질 준비를 하라"는 유명한 말을 남겼고, 집단면역 정책을 취한다며 인구의 80퍼센트 이상이 걸리면 집단면역이 된다는 사이비 과학을 들이댔죠. 코로나19 바이러스 같은 RNA 바이러스는 변이가 빨라서 그런 식으로 집단면역이 형성될 수가 없는데 말이예요.

집단면역이 되더라도 그러려면 인구의 80퍼센트가 감염돼야 한다는 건데 그건 바이러스에 취약한 사람들의 죽음을 전제로 한 정책이니, 책임성 있는 정부가 취해야 할 인간적인 조치라고 생각할 수가 없죠.

영국뿐만 아니라 남부 유럽의 이탈리아, 스페인, 그리스, 스위스 이런 나라에서는 지도자들이 '쿼런틴(QUARANTINE)'을 취하지 않았어요. 이 쿼런틴은 우리가 방역조치라고 번역하지만 원래 40일이라는 뜻이고 40일간의 격리를 뜻하죠. 즉 방역은 접촉을 피할 수 있도록 하는 조치인 것인데, 이를 취하지 않았어요. 관광산업과 무역, 공장 가동 등에서 얻을 이익, 즉 자본주의적인 이윤을 위해 사람들은 좀 죽어도 된다는 식이었죠.

게다가 초기부터 알려진 사실 중 하나는 코로나 팬데믹이 고령자나 건강상 기저질환이 있는 이들은 위험하지만 건강한 젊은 청년들에게는 (일부는 위험하지만, 대체적으로) 좀 심하게 앓다 낫게 된다는 것이었죠. 그러니까 젊은 사람들은 평소처럼 활동하고 나이 든 사람만 별도로 따로 보호하자는 식의 주장도 있었어요. 일종의 약화된 방역 주장이었는데요. 이것이 전 세계 주류 대응이 되었죠. 흔히 'Lock down Lite'라고 불리기도 했고 위드코로나 정책이라고 불리기도 한 정책이었죠. 그런데 이 정책의 문제는 약자만 따로 보호할 방법이 구체적으로 없다는 점이에요. 따라서 사실상, 이 정책들은 노인들이나 사회적으로 건강 측면에서 약자들을 감염 위험에 방치하는 정책으로서 동의가 된 셈이죠. 많은 정부가 이처럼 비인도적인 대응을 했기 때문에 사람들에게 충격을 주었던 것이죠.

좀 더 엄격한 대응을 한 나라들이 없었던 건 아니에요. OECD 나라 중에서는 네다섯 개 나라들이 그랬죠. 주로 섬나라들이었고요. 동아시아 국가들까지 합치면 뉴질랜드, 오스트레일리아, 한국, 일본, 대만, 싱가포르 정도였던 것 같아요. 보다 엄격한 방역 대응을 한 나라죠.

섬이거나 국경이 막혀 지리적으로 바다에 둘러싸인 고립된 나라들이어서 방역에 좀 더 수월한 측면이 있었고요. 중국과 멀지 않은 나라들이어서 처음 중국에서 코로나19 감염이 시작되던 초기부터 굉장히 강력한 방역 조치를 하지 않을 수가 없었어요.

앞서 방역 조치를 거의 하지 않은 나라들의 정책을 두고 훗날 '위드코로나'라고 이름을 붙였고요. 방역을 상대적으로 엄격히 한 나라들을 두고 '제로코로나'라고 부르기도 했는데요. 후자는 아주 예외적인 경우였어요. 이 경우에도 결국 오미크론 변이 등이 번진 뒤에는 위드코로나 정책으로 전환했고요.

하지만 어느 쪽이든 평범한 사람들의 생명과 안전이 아니라 자본주의적 이익을 위한 조치였다는 공통점이 있었죠. 방역 조치를 굉장히 느슨하게 한 주류 선진국들은 자본주의적 이익을 위해서 인간의 생명을 간단히 포기한 거고요. 한국과 일본처럼 좀 강력한 방역 조치를 한 나라의 정부들도 그것이 자국 산업에 더 이득이라는 판단하에 그런 것이었어요. 공중 방역의 관점에서 '위드코로나' 정책이 0점에서 10점 사이였다면 '제로코로나'도 40에서 50점밖에 안 됐죠. 그러니까 전체적으로 봐서는 다 낙제점이었던 거예요.

중국을 예외라고 할 수 있는데요. 중국은 야만적으로 인권을 완전히 무시한 방역 조처를 했죠. 사람들의 소통을 완전히 막거나 심지어 도시 전체를 봉쇄하기도 했는데요. 그 결과 오히려 다른 피해가 더 많아지기도 했어요. 봉쇄된 도시 안에 있는 사람들이 굶거나 정신적 충격을 받고 심지어 방역 조치에서 완전히 배제되기도 했어요.

이제 와서 돌이켜보면, 검사 장비나 백신 등 인류가 갖고 있던 여러 기술적 수단들에도 불구하고 제대로 방역조치를 한 나라가 과연 있을까 하고 봤을 때, 모두 다 50점 미만이라고 할 수 있어요. 전체적으로 낙제점이었죠. 특히 덜 민주적이고 보수적인 정권이 잡은 곳일수록 비인간적인 대응을 보였다고 할 수 있을 것 같아요.

독자들이 다음에 찾아올 팬데믹을 겪으면서 이 책을 본다면 이전 경험에서 교훈을 찾고 싶어 할 것 같은데요. 뭐가 필요할까요?

▶ 한국의 경우를 이야기해 볼게요. 한국의 경우 굉장히 특이한 사례예요. 초기 방역 대응을 잘했다고 평가가 되는데요. 잘한 점이 있다면 몇 해 전에 겪은 메르스에 대한 대응 경험을 기초로 팬데믹에 대한 대응을 짰기 때문이라고 보여요.

메르스는 중동에서 번진 코로나바이러스의 일종인데 매우 특이했던 게 발생국인 사우디아라비아를 제외하고는 한국에서 감염자 수가 가장 많았어요. 사실상 한국에서만 번진 거죠. 박근혜 정부는 메르스 때문에 굉장한 타격을 받았어요. 방역에 실패하면서 정권이 흔들릴 정도로 문제가 됐으니까요. 이후 신종 감염병에 굉장히 강력하게 대응한다는 기조가 생겼어요.

문재인 정부는 박근혜가 탄핵당한 뒤에 들어서면서 박근혜 정부의 과오를 바로잡는다는 기조가 강했고, 그래서 메르스 대응을 기본으로 팬데믹 대응 준비를 시작했죠.

일단 기본적으로 외국과의 교역을 엄격하게 차단하는 것을 기본으로 했어요. 당시에 중국과의 교역을 차단하지 않는다는 비판이 많았는데요. 사실은 비행기를 10분의 1로 줄이는 등 차단했고요. 또 중앙정부는 국내에 있는 음압 병상 수를 기준으로 환자가 그보다 더 늘지 않도록 통제해야 한다고 판단했어요. 그래서 사람 모이는 숫자, 이런 것들에 대해서 처음부터 굉장히 엄격하게 판단했죠. 사람의 동선도 제한하고 강제하는 그런 정책을 폈죠. 이른바 검사 추적 격리(test-trace-isolation-ttreatment 아른바 TTI 또는 3T) 도 그런 맥락에서 나온 것이고요.

저는 이걸 메르스 경험에 따른 우연으로 봐요. 그리고 이렇게 유럽에 비해서 엄격한 방역 정책을 취하니까 당연히 사람들이 코로나에 덜 감염되기 시작했고. 대구에서 크게 한 번 터졌던 것이 경각심을 불러일으키는 등 처음에 몇 가지 우연적인 요소가 겹쳐서 유럽에 비해서 우수한 성적을 낸 것 같습니다.

그러자 정부는 갑자기 'K방역'이 굉장히 우수하다며 자화자찬하는 속된 말로 '국뽕'에 빠지기도 했는데요, 그럴 수 있었던 또 다른 이유도 있었어요. 다른 나라의 경우 사회적 거리두기를 시행하면 사람들에게 그에 따르는 피해를 보상하기 위해 경제적 피해 보상을 많이 해주어야 했어요.

그런데 우리나라는 특이하게도 경제적 보상 없는 사회적 거리두기를 한 거예요. 이게 가장 뼈아픈 지점인데요. 정부의 강제적인 사회적 거리두기로 노동계급과 영세 자영업자가 일방적으로 피해를 보았지만, 그것에 대한 저항이 그다지 크지 않았다는 거죠. 그러니까 자본가들은 주요 산업을 자기 필요에 맞게 가동할 수가 있었죠. 대자본의 입장에서 볼 때 필수적인, 생산이나 사회서비스 분야는 관대하게 거리두기를 하되, 반면에 문화나 학교, 도서

관 같은 필수 공공서비스 부문에서는 아주 엄격한 거리 두기를 시행했어요. 이게 이른바 K방역의 특징이었죠.

K방역의 또 다른 특징은 사회적 속죄양을 만들기. 즉 두려움과 억압된 분노를 특정 소수에 대한 혐오나 공격으로 풀도록 만들었다는 거죠. 그게 1차는 대구 신천지, 2차는 이태원의 성소수자였다고 봅니다.

또 소위 '필수 노동자'들을 보호하지 않았는데요. 다른 나라에서는 돌봄 및 의료 노동 등의 필수 사회서비스 부분 노동자들이 핵심 산업 부문으로 여겨져서 보호 및 보상 대상에 다 들어갔는데, 우리나라는 돌봄이나 대면 서비스를 할 수밖에 없는 노동자 중에서 극히 일부만을, OECD 국가에서 가장 적은 수의 노동자만 필수 노동자로 여기고, 별도의 보호나 보상이 없었고요. 한국이 온라인 서비스가 발달했다고 해서, 이들은 다 비대면 노동을 하는 것처럼 여겼지만, 실제로는 다 대면 노동이었음에도 불구하고 말예요. 예컨대 배달 노동자들은 다 오프라인 노동을 하잖아요. 그래서 쿠팡이야말로 일주일이 멀다고 코로나 집단 감염이 가장 많이 발생한 곳이었죠. 하지만 쿠팡 사업자들은 한 번도 코로나 발생에 대해서 책임진 적이 없어요. 얼마나 대자본 친화적이었느냐 하면 아예 근거 없는 기준이 적용되는 그들만을 위한 예외가 일반적이었지요. 예를 들어, 사회적 거리두기는 카페에는 적용이 되는데 백화점에는 적용이 안 되는. 그러니까 이마트나 백화점은 문을 닫거나 영업을 제한 당하는 일이 거의 없던 거죠.

요양시설도 한 사례죠. 지난해에 발표된 보고를 보면 코로나 시기에 한국에서 의료 급여 대상자들은 다른 사람들에 비해 입원율이 2.6배, 사망률이 4.7배, 치명률이 5.8배나 높았어요. 장애인의 코로나 입원율은 1.65배였고요. 의료 급여 대상자 그러니까 제일 가난한 사람들이 더 심한 피해를 보았고 비장애인보다 장애인 사망률이 굉장히 높았던 거예요. 이들 중 상당수가 요양시설에서 사망했고 주로 노인들이 그러했고 정신장애인들이 그랬죠.

사회적 거리두기가 적용되던 시기의 거의 마지막에 오미크론 변이가 유행했는데요. 오미크론은 전염성은 굉장히 높지만, 치명률은 좀 약했어요. 그렇다 하더라도 전염률이 굉장히 높기 때문에 많이 걸리면 많이 죽는 게 당연한 거였죠. 윤석열이 대통령에 당선되던 시기하고 겹치는데요. 그 시기에 자영업자들 중심으로 보상 없는 사회적 거리두기에 대해 격렬히 저항하기 시작했어요. 거리로 나왔죠.

민주노총도 도대체 언제까지 집회 시위를 막을 거냐 이런 식으로 치고 나오기 시작했고요. 의학적 조처라면 집회 시위는 허용하는 게 맞았어요. 집회 시위는 별로 영향이 없으니까요. 그런데 문재인 정부는 피해 보상은 안 하고 집회는 막는 비과학적인 조처를 계속 해왔죠. 그러다가 결국 대통령 선거 시기가 다가와서는 더 이상 자영업자나 노동자들의 저항을 억누르기가 힘들어진 거고 거리두기를 확 풀었죠. 이것이 이전시기보다 '오미크론 시기에 어떤 다른 나라에도 없는 규모가 큰 대규모 사망자'가 한국에서 나온 이유입니다. 오마크론이 가장 퍼지는 시기에 사회적 거리두기를 멈추고 방역을 풀었어요. 문재인 정부의 최대의 코로나 방역 실패 조처였죠.

결국 문재인 정부가 전 세계에서 제로코로나 정책을 유지한 나라에서 가장 먼저 위드코로나로 넘어간 나라가 되었는데 이 때 겨울의 초과사망자가 40,000명을 넘겼습니다. 주로 노인들과 장애인들 4만 명이 사망한 것인데 이는 사회적 재난이라고 밖에 부를 수 없는 재난 중 재난이었지요. 그런데 아무런 책임론도, 아무런 반성도 거론조차 되지 않고 있죠. 치명률이 낮은 오미크론 유행 시기에, 그것도 겨울 한 계절에 4만 명이 죽은 나라는 전 세계 아무 곳도 없습니다. 정책으로 인한 대규모 사회적 살인이 저질러졌는데 아무도 책임을 지지 않았습니다.

이후 윤석열 정권은 위드코로나 정책을 채택해서 더 많은 문제를 일으켰습니다만 윤석열 정권만의 문제는 아니었다는 이야기입니다.

지금까지 말씀하신 걸 들어보면 팬데믹의 발생부터 그것에 대한 반응, 정부의 대처 이 모든 측면이 굉장히 구조적인 문제가 있다는 얘기로 들립니다. 그렇다면 도대체 인류가 새로운 팬데믹을 피할 수가 있을지, 이런 일이 또 벌어졌을 때 제대로 대처하는 게 가능한지 의문입니다.

▶ 코로나 시기에 발행된 최신 전염병 논문을 보면 이례적으로 사회적인 문제들을 많이 언급했어요. 학자들은 백신이나 치료제가 언제 어떤 것이 나오는가, 효능이 어떤가를 논의할 것 같지만 그게 아니라 많은 논의가 공중 방역 조치는 어떤 사회적 조치들을 동반해야 하는가? 건강불평등과 감염병의 시너지 효과는 어떤 결과를 낳는가 등등에 관심사가 할애되었죠. 전염병 역학 저널의 편집자 서문에 트럼프 비판 사설이 실린다거나 하는 일도 있었죠. 이 의학자들은 당연한 과학적 조처를 하지 않는 정치인들에게 매우 분노하는 글을 썼어요. 충분히 우리가 예방할 수 있는 조처를 하지 않아 사람들이 죽는다는 사실에 분노한 거죠.

인간은 원래, 마르크스의 표현을 빌자면 그 자신 인간이 속한 자연생태계와 '신진대사(metabolislm)'를 하고 있는데요. 자본주의에서는 이 신진대사 과정이 파괴되면서 인간이 자신이 발 딛고 서 있는 자연을 파괴하고, 그 결과가 다시 인간에게 위협이 되는 현상들이 벌어지고 있는 거죠. 팬데믹이라든가 기후 위기 같은 재난들이 그런 거예요.

앞에서도 언급했지만, 코로나 팬데믹을 거치면서 우리는 이런 자본주의의 다중 위기와 관련해 한번 리허설을 한 거라고 생각해요. 그리고 자본주의 체제라는 틀 속에서는 이런 생태적 위기와 재난을 극복하기 힘들다는 사실을 확인하게 된 것이기도 하죠. 지금으로 봐서는, 또 이런 일이 벌어졌을 때 제대로 대처할 수도 없을 듯하고요. 사회의 우선순위가 거꾸로 되어 있고, 그것을 결정하는 지배계급이나 정치 권력자들이 거꾸로 된 우선순위를 바꾸려 하지 않으니까요. 심지어 수많은 사람들이 죽어 갔는 데도 말이에요.

따라서 자본주의 안에서 문제를 해결하려 해서는 답을 찾기 어렵다는 것이 이번 팬데믹을 겪으면서의 가장 큰 교훈이라고 생각해요. 자본주의를 극복하는 방법들이 동반되어야 우리가 앞으로 닥쳐올 생태적 위기, 다중적 위기를 극복할 수 있다는 거죠.

몇 가지만 예를 들어보자면 사실 mRNA 백신 같은 경우는 이미 코로나 팬데믹 한참 전에 개발되어 있던 거예요. 사스 때 이미 mRNA 코로나바이러스 백신이 개발되어 있었어요. 그게 2003년이니까 약 20년 전에 개발돼 있었던 거거든요. 그런데 백신을 사용할 수 있는 단계까지 개발하지는 않은 거죠. 왜냐하면 비아그라는 생산하면 바로 돈이 되지만 백신은 언제 쓸지 모르고 돈이 안 되거든요.

또 에이즈가 아프리카에서 널리 퍼져 있는데요. 에이즈 때문에 면역력이 약화한 사람들이 코로나19에 걸리면서 수많은 희생을 낳기도 했지요. 무엇보다 오미크론 변이는 이 에이즈 환자들에게서 발생했다는 것이 강력한 가설이에요. 코로나바이러스가 이렇게 면역력이 약화한 사람들의 몸에서 오래 살아남으면서 여러 가지 변이를 일으켰고 그중에 가장 감염 능력이 탁월한 오미크론이 다시 전 세계 사람들에게 확산했다는 거죠.

이 나라들에서는 부채 때문에 정부가 공중보건에 투자하지 못하고 그 비용의 10배가 넘는 돈을 부채 상환에 쓰고 있어요. 이런 끔찍한 현실이 모든 것을 악화시켰죠.

정말이지 자본주의를 내버려둔다는 것은 인류가 사회적 자살을 하는 길이라고 생각해요. 인간다운 삶을 위해서 노력하는 모든 사람은 자본주의를 극복하는 것들을 우선시하고 그 속에서 모든 해결책을 다시 살펴볼 필요가 있다고 봐요.

선생님은 광우병, 메르스, 사스, 기타 등등 감염병 위기가 벌어질 때마다 사회적 목소리를 많이 내고 운동에도 기여를 해오셨는데요. 의료인이든 아니든 이런 운동에 참여하는 후배들에게 하고 싶은 말씀이 있다면 해주시죠.

▶ 제가 자본주의가 계속되는 한 문제를 근본에서 해결할 수 없다고 말했는데요. 그러나 사회적 압력이 아주 높으면 어떤 정부라도, 아무리 무능하고 악독스러운 정부라도 그 압력에 반응할 수밖에 없어요. 그러지 않으면 자신들이 지키고자 하는 시스템이 위기에 빠지기 때문이죠.

따라서 우리가 할 수 있는 일들이 있어요. 예를 들어 이명박 정부에서 광우병 쇠고기 수입 반대 운동 당시를 돌아보면 사실 미국과의 재협상이라는 일은 아마 유례를 찾기 어려운 일일 거예요. 당시에도 많은 사람들이 거의 불가능한 일이라고 여겼죠.

심지어 그때는 한국 정부가 미국 정부와 문서에 도장도 다 찍었어요. 그리고 정부 고시도 확정했어요. 그래도 우리는 계속 반대했고 남아 있는 절차가 고시를 발표하는 것뿐이니 그 발표를 반대했어요. 형식적으로 보면 고시를 관보에 반영해서 인쇄하는 걸 반대한 거예요. 결국 그 단계에서 인쇄하지 못한 채 정부가 물러서야 했죠. 관보 인쇄 직전 단계에서 철회된 거예요.

그래서 미국에 다시 가서 재협상을 해서 30개월 미만만 수입하고 나머지 광우병 위험물질도 유럽 기준으로 다 못 들어오도록 어찌어찌 막아 놓았더라고요. 정부도 몰라서 안 한 게 아니었다는 거고 자신들이 자리에서 잘릴 가능성이 높아지면 다 하더라는 이야기입니다. 하여튼 정치권력의 압력으로서 사회운동이 충분히 강력해지면 심지어 미국과의 협상도 철회시킬 수 있었다는 얘기입니다.

신종플루 당시를 생각해 보면 당시에 한국에 타미플루가 거의 없었거든요. 그것도 없다더니 운동이 커지려 하니까 어떻게 미국 제약회사랑 뚝딱해서 또 수입하더라고요.

우리가 정부에 뭔가를 요구하고 싸울 때 지레 안 될 거로 생각하기 쉬운데, 민중의 압력이 높으면 안 될 것 같던 일들도 돼요. 그러니까 단결된 민중은 절대 지지 않는다. 그리고 이런 지지 않은 싸움의 사례도 많다. 도미노 카드가 우리가 지는 쪽으로만 넘어가는 것 같지만 마지막까지 버티고 버티면 우리가 이기는 쪽으로 넘어오기도 한다. 역설적인 이야기 같지만 그게 제가 쭉 겪어온 싸움을 돌이켜보면 내릴 수 있는 결론인 것 같습니다.

그런 얘기를 이 책을 읽고 사회운동에 함께하고자 하는 사람들에게 해주고 싶어요.

옮긴이의 글

1. 조류독감과 코로나19

이 책의 저자 마이크 데이비스가 전염병의 사회적 생산이라는 관점으로 『우리 문 앞의 괴물: 세계를 위협하는 조류독감(The Monster ar Our Door: The Global Threat of Avian Flu)』(2005년)을 출간한 지 20년이 지났다.* 저자는 2020년 또 다른 호흡기 감염병인 코로나19 팬데믹을 겪으며 관련한 내용을 추가해 재출간하며, 지속되고 있는 전염병의 사회적 생산 문제를 다시 제기했다. 자본주의적 도시화와 환경 파괴, 슬럼화와 세계적 차원의 빈곤 문제를 마르크스주의적 관점에서 예리하게 분석해, 언제나 탁월한 식견을 전해주던 저자는 식도암으로 투병하면서 이 책을 집필했다. 그리고 책이 출간되고 얼마 지나지 않아 2022년 세상을 떠났다. 우리도 이 책을 계엄과 탄핵에 이은 대통령 선거 등 국내외적으로 혼란스러운 상황에서 마무리해야 했다. 코로나19 팬데믹 이전과 이후의 세계는 확연히 달라질 것이라는 예측을 담은 책들이 여럿 출간되기도 했지만, 지금 우리의 세계는 코로나19 팬데믹 발생 이전보다 더 나아진 세계로 나아가고 있는 듯 보이지는 않는다. 팬데믹이 세계를 휩쓸고 지나간 지 5년, 지금 한국 사회에 호흡기 감염 대유행에 관한 책을 출간하는 것은 어떤 의미가 있을까.

* 국내에는 『조류독감』이라는 제목으로 2008년 번역·출간되었지만, 2025년 현재 절판 중이다.

21세기에 들어서 한국 사회는 사스, 신종플루, 메르스를 겪으며 사실상 팬데믹 예행연습을 했다. 그 과정에서 최소한의 대비책을 규정한 대응 메뉴얼이 마련되긴 했지만, 수 년간의 준비가 필요한 체계적 대비, 예를 들어 감염병 대응 인프라(중환자실 대응 인력과 장비, 지역별 자립적인 준비 체계 등)와 공공의료기관 등의 부족은 해결되지 않은 과제로 남아 있다. 무엇보다도 준비에 시간이 걸리는 인프라는 차지하고, 상대적으로 준비가 덜 어려웠을 마스크, 손 소독제, 진단키트조차 초기에는 절대적으로 부족했다. 의료진들과 환자들은 방역 물품들을 찾기 위해 헤매야 했고, 많은 환자들이 집에서 가쁜 숨을 몰아쉬며 입원 병상 차례가 돌아오기를 기다려야 했다. 물론 이러한 상황은 한국만이 아니라 세계가 처한 현실이기도 했다. 자국에서 생산되지 않는 백신과 치료제를 얻기 위해 세계는 협력보다 서로 경쟁해야 했고, 한국은 백신 신청이 늦어 1차 백신 분배 대상국에서 제외되는 수모도 겪어야 했다.

그럼에도 불구하고 K-방역이 '세계적 모범'으로 칭송된 데는 보이지 않는 곳곳에서 헌신적인 노력을 한 이들이 있었고, 선진국을 가릴 것 없이 세계 대부분의 국가들의 참담한 대응 실패가 있었고, 그보다 앞서 억울하게 희생된 너무 많은 죽음들이 있었다. 마이크 데이비스가 지적하듯이 커다란 사회적 재난 상황 앞에서 한 사람의 죽음을 슬퍼하고 기리는 일은 쉽지 않다. 누구랄 것 없이 지녔을 삶의 내러티브는 지워지고 그저 수치나 통계로 파묻혀 버리기 때문이다. 대부분의 사망률 통계에 먼저 포함되는 이들이 대개 사회적 조건과 관계에서 더 취약한 경우가 많기 때문이기도 할 것이다. 그런 관점에서 우리가 지나온 코로나19 팬데믹을 차분히 돌이켜 보는 일은 우리 문 앞에 당도한 또 다른 전염병의 사회적 생산은 무엇에서 기인하는지, 그리고 우리가 이를 마주했을 때 어떤 우선순위를 가지고 공동체의 삶을 지켜야 하는지에 대해 이야기 해준다.

2. K-방역의 성과와 이면

한국형 사회적 거리두기는 환자 발견(검사 test) - 추적(tracing) - 격리 및 치료(isolation and treatment)의 이른바 TTT 또는 TTI 모델로 알려지면서 상당한 평가를 받았다. 이 평가는 한국만의 것은 아니었고, OECD 국가에서는 뉴질랜드, 한국, 일본, 오스트레일리아 등이 비슷한 평가를 나누어 가졌고, 좀 더 넓게 보면 싱가포르, 타이완 등의 국가도 같은 평가를 받았다.

그러나 이 5개 국가들과 한국 사이에는 결정적인 차이가 있었다. 소위 '제로코로나' 정책을 취한 이들 나라들은 일상생활에 엄격한 거리두기를 한 만큼 보상도 컸다. 보다 엄격한 거리두기를 위해 사람들의 삶을 보호하기 위한 충분한 재정지출과 사회제도를 동반했다. 한국은 같은 그룹 안에서도 코로나 재정지출이 절대적으로 낮았다.* 또한 다른 나라들에 비해 사회보장 제도가 취약한데, 한국은 이들 나라 중 코로나 유급휴가와 상병수당이 제도화되지 않은 유일한 나라이기도 하다. 일본의 경우 자영업자가 사회적 거리두기 때문에 경제적 손실을 입은 경우, 정부가 지급하는 손실 보전금이 한국에 비해 10배 이상 차이가 났다.

1) 사회적 거리두기: 누가 이익을 얻고 누가 비용을 치렀나?

사회적 거리두기로 인한 경제적 피해와 불편에서도 불평등이 존재했다. 특히 자신의 노동을 스스로 통제할 권한이 거의 주어지지 않는 노동계급이나 영세 자영업자들의 피해가 컸다. 콩나물 버스와 지하철을 이용해서 출퇴

* 국제통화기금(IMF)이 집계한 2021년 5월까지의 코로나 대응 재정지출 통계를 보면 뉴질랜드, 오스트레일리아, 싱가포르, 일본 등 제로코로나 정책을 편 나라들은 평균 GDP의 18.1%를 지출했다. 한국은 4.5%였다. 한국의 GDP를 2,000조 원으로 잡으면 대략 연간 270조 원을 덜 쓴 셈이다.

근을 해야 하는 노동자 서민들은 사실상 사회적 거리두기가 불가능했다. 반면에 대기업들은 온라인 사업 부문에 새로운 기회가 열려, 기존 대면 사업 부문의 이익이 줄어드는 것을 벌충하였지만, 그 인터넷 사업 이면의 물류 노동자들은 코로나19 바이러스에 아무런 대책 없이 노출되었다. 예를 들어 쿠팡 물류센터에서는 거의 매주 코로나19 환자가 발생하였고, 사망자도 나왔지만 쿠팡 기업주의 처벌도 사과도 없었다. 이런 사실들은 당국의 사회적 거리두기 원칙이 누군가에게는 생존의 문제였으나, 누군가에게는 솜방망이 제제였다는 사실을 잘 보여준다.

해외에서도 육가공시설 등 저임금 노동 현장에서 코로나19 감염 환자가 집중 발생한 것처럼, 국내에서도 노동자들의 집단 감염은 사회적 거리두기를 하기 힘든 콜센터, 물류센터 등의 노동 현장에서 발생했다. 정부가 코로나19 대응을 위한 필수노동자 보호와 지원 대책을 내놓기는 했지만, 그 범위를 너무 제한적으로 지정해 사실상 대면 서비스와 업무를 해야 하는 많은 노동자들이 코로나19에 무방비로 노출될 수밖에 없었다. 다른 나라들에서 상당 부문의 기간산업 노동자들을 필수노동자로 지정하여 지원하고 보호한 것에 비하면 한국의 필수노동자 보호 범위는 너무 협소했다.*

이렇게 필수노동자 범위가 협소하게 지정되니, "아프면 쉬어야 한다"는

* 고용노동부가 발표한 코로나19 대응을 위한 필수노동자 보호 및 지원 범위에는 "① 국민의 생명·신체 보호와 직결되는 보건·의료, 돌봄 업무, ② 비대면 사회 유지를 위해 필요한 택배·배달, 환경미화, 콜센터 업무, ③ 산업 전반에 큰 영향을 미치는 대중교통 등 여객 운송업무 등" 부문의 노동자로 한정했다. 그런데 금융노동자나 유통업계 노동자 등 대면 서비스를 하는 모든 노동자들과, 사회를 유지하기 위해 쉴 수 없는 기간산업 노동자들, 예를 들어 운송업(항만물류 종사자 등), 에너지(전기, 가스, 석유 생산 및 공급 노동자), 통신·IT 인프라(인터넷망 유지보수, 통신망 설비자, 서버운영자 등) 및 제조업 중 핵심 업종(의약품, 의료기기, 식품, 위생용품 제조 노동자 등)의 기간산업 종사자들도 필수노동자다.

질병관리청의 캠페인에도 불구하고 코로나19 유행기에 쉴 수 있는 제도적 뒷받침은 매우 미흡하거나 산업 분야에 따라서 전혀 그 보장 방법이 존재하지 않았다. 이 때문에 질병휴직 및 질병수당 보장에 대한 요구가 시민사회단체와 노동조합을 중심으로 요구되었고 코로나19 시기에 관련된 제도 도입이 논의되다 지금은 시범사업만 진행 중이다.

또한 주로 영세 자영업 사업장들이 멈춰 서거나 가동률을 낮추어야 했는데, 대부분이 작은 면적의 자영업인 음식점과 카페 등이 엄격한 거리두기의 직접적인 타격을 입었다. 반면 공간적 여유가 큰 백화점과 대형마트들은 사회적 거리두기 예외였다. 심지어 거의 매주 코로나19 집단 발병이 발생한 물류센터도 거리두기에서 예외였다. 이후 이러한 경제적 보상과 병행되지 못한 엄격한 거리두기 정책은 오미크론 시기의 방역 완화 정책과 맞물려 높은 오미크론 사망률을 보이는 결과를 낳았다.

학교나 도서관 등이 엄격한 거리두기의 대상이 되었고, 어린 학생들은 그 나이에 경험해야 할 사회화와 교육의 기회를 영영 잃어버렸다. 학교 폐쇄로 인한 아동 및 청소년들의 집단적 경험은 추후 더 많은 연구가 되어야 할 문제로 남았다.

2) K 방역의 이면: 소수자 배제와 희생양

한국의 초기 방역 대응은, 중동 지역이 아닌 국가로는 유일하게 메르스 대유행을 경험하며 얻은 강력한 방역 대응의 결과이기도 하지만, 사실상 초기에 바이러스에 집단 감염된 이들에 대한 사회적 비난과 공포, 미디어의 반인권적 보도와 여론 형성에서 기인한 손쉬운 희생양 찾기에 따른 결과이기도 하다.

첫 번째 희생양은 신천지 신자들이었다. 이들은 대구 지역 집단 발생의 원인으로 지목되었는데 증상이 있어도 신고하지 않고 접촉자 명단을 제대로 제출하지 않았다는 비난이 정부의 일방적인 발표와 언론 보도로 확대되었다. 그러나 사실 이들이 제출한 명단은 정확했던 것으로 뒤에 밝혀졌으며, 중국에서 입국한 것은 사실이지만, 입국 시기가 우연히 그 시기였을 뿐 이들이 그러한 사실을 숨긴 일도 없는 것으로 드러났다. 오히려 많은 피해자들은 대구의 장애인 시설에서 나왔고, 민간병원 병실은 많은데 감염병에 동원 가능한 공공병원 병실은 부족해, 대구에서 집단감염이 확산되었다. 초기 대구 지역에서의 집단감염 확산 시에 발생한 '희생양 만들기'와 '공공병원 인프라 및 인력 부족'과 '민간병원 병실 및 인력 동원 불가능'은 코로나 팬데믹 전 기간에 걸쳐 지속적인 문제가 되었다.

두 번째 희생양은 이태원 지역에서 집단 발병한 것으로 추정되는 발병 커브에서 시작되었는데, 뚜렷한 근거 없이 LGBT 집단을 방역 지침을 어긴 범인으로 지목했고, 이들의 위치를 추적하여 개인을 특정하는 등 매우 기본적인 수준의 인권마저도 지켜지지 않았다. 그러나 심각한 인권침해 우려를 동반한 개인추척과 신상 공개 등에도 불구하고 방역상의 이익은 없었을 뿐만 아니라 '동성애는 HIV/에이즈 질병 낙인'까지 겹쳐 당시 유증상자들이 성소수자라는 의심과 비난을 받을까 두려워 검사를 받기 꺼려해 코로나 팬데믹 방역에 어려움만 더했을 뿐이다.

신천지 신자들과 LGBT 다음에 문제가 된 것은 집회 및 시위자들, 특히 자신의 요구를 내건 거리 집회/시위자들에 대한 공격이었다. 초기 시위자들의 방역 지침 준수에 대한 문제 제기는 근거가 없었던 것은 아니다. 당시 사랑제일교회(담임 목사 전광훈)가 주도한 집회에는 ① 교회 내 감염자가 실제로 존재했고, ② 이들이 집회 중에 마스크를 쓰지 않은 것은 물론, ③ 특정 집회에서는 집회 참가자들이 일부러 침을 뱉는 등의 행위를 하는 등의 문제가 있었다.*

그러나 거리 집회와 시위는 사회적 약자들이 최소한의 자기 목소리를 낼 수 있도록 보장하는 민주주의 기본 권리이다. 방역도 나 외에 공동체에 함께 살아가는 이들의 건강과 생명을 지키기 위해(생명권), 권리의 일부를 제한하는, 즉 권리와 의무가 충돌하는 영역인데, 집회 및 시위의 권리도 마찬가지로 생존을 위해 특정 요구를 내세우고 이를 알리려는 행위를 하는 것이기에 이 역시 권리와 권리가 경쟁하고 충돌하는 영역이다. 그럼에도 불구하고, 거리 시위와 집회는 소규모도 허용되지 않았고, 경찰은 모든 집회를 코로나 기간 내내 금지하고, 도심 집회는 3, 4인 이상의 기자회견도 금지되었다.

팬데믹의 장기화 상황에서 정부의 역할은 단지 아래로 하달되는 방역 책임의 역할뿐만 아니라 방역의 지속을 위해 민주주의 권리 간의 충돌을 해결할 수 있는 능력을 보였어야 함에도 불구하고, 시민의 권리와 인권은 무시된 강압적 방역 정책은 문제가 컸다. 그리고 심지어 거리 집회에서 감염이 전파된다는 것은 방역의 관점에서도 과학적 근거가 약했다.*

심지어 실외 야구 관람과 콘서트가 허용된 이후에도 유독 집회만 계속 불허되었다. 방역이 수시로 정치에 동원되기도 했는데, 한 예로 행정안전부장관이 민주노총 집회를 만류하기 위해 민주노총을 방문하면서 질병관리청장까지 대동하는 일도 벌어졌다. 조선일보 등 보수언론은 민주노총 집회에서 3명의 환자가 발생했다는 근거 없는 보도를 대서특필하기도 했지만, 민주노총의 7~8월 집회에서는 집회로 인한 발병자가 단 한 사람도 없다는 것이 확인되었다. 그러나 조선일보 보도는 수정되지 않았다.

---

* 추가로 '환자 발생시 추적조사를 할 수 있는 참여자 내부의 최소의 연락망을 갖추지 않았다'는 지적도 나왔다.

* 코로나 시기 실외 감염 위험은 감염자의 0.027%에 불과했다는 보고가 있다. 실제로 야외활동에서의 코로나19 감염 위험성은 전체 감염의 1% 미만 또는 0.1% 미만으로 추정된다는 것은 대략적인 전문가들의 중론이다. 민주노총. 코로나 방역·진단 시민사회 전문가 토론회. 2021.8.12.

3) 공공의료기관의 절대 부족: 민간병원의 무대응

코로나19 팬데믹 기간 내내(최소한, 팬데믹 위험이 가장 높았던 시기)에, 코로나19 환자의 70~80퍼센트 이상을 전체 병상의 10퍼센트 미만을 보유한 공공병원과 보건의료원이 도맡아야 했다.

OECD 국가들의 공공병원 병상 비율은 평균 71.3퍼센트에 이른다. 그러나 한국은 9퍼센트다.* OECD 국가 중에서 민간 병상 비중이 78퍼센트로, 한국 다음으로 높은 나라인 미국**에서 팬데믹이 시작되었을 때, 미국 뉴욕시 시장이 가장 먼저 시행한 조치는 민간병원의 강제 동원이었다. 높은 공공병상 비중을 가진 유럽 국가들의 경우, 첫 번째 코로나 팬데믹 물결이 지나고 가장 먼저 한 조치는 공공병원과 민간병원 구분 없이 모든 병상의 총동원령을 발동했다. 스페인에서는 전 병원의 임시 국유화조치까지 이어졌다. 그러나 정작 민간병원의 비중이 90퍼센트가 넘는 한국에서는 민간병원 총동원령은커녕, 감염병 확산 시기마다 병상이 모자라 쩔쩔매고 대기하는 상황이 속출했다.

한국의 사립 대학병원의 의료진들은 일부를 제외하고는, 대부분 코로나 팬데믹 기간에도 코로나19 환자들을 진료하지 않았고, 대형 민간병원 중에서도 감염병 및 일부 호흡기 전문 의료진들과 중환자실 응급실 전문인력만이 코로나19 환자들을 보았다. 후반기 들어서야 코로나19 환자에게는 병실을 비워놓으면 5배, 병실을 채워서 코로나19 환자를 치료하면 10배라는 파격적인 수가를 주게 되자 일부 중형병원과 대형병원이 코로나19 진료에 참여했다. 코로나19 중증 환자 진료를 공공병원이 도맡게 됨에 따라 지방의료

* OECD, OECD Health Data 2023.

** OECD, OECD statistics, 2019.3, 국립중앙의료원, 공공기관현황자료에서 재인용.

원이나 시립병원들은 역량을 초과하는 진료 업무를 수행했다. 게다가 공공의료기관에 대한 정부의 지원 체계 부족으로 중증 환자를 받을 수 있을 만한 역량이 확보되지 못한 채 코로나19 중증환자를 도맡게 된 지방의료원에 근무하는 의료진의 역량 소진은 심각했다. 각 지역의 보건소들은 병상이 비어 있음에도 불구하고 받아주는 병원이 없어 입원하지 못하고 집에 머물러 있던 중증 이상의 재택 환자들을 모니터하고, 병상 확보를 위한 사투를 벌여야 했다. 현재 수가의 10배를 주겠다는 정부 고시가 나온 후에야 우리나라의 40여 개 상급종합병원들은 뒤늦게 전체 병실의 5퍼센트에 해당하는 중환자실을 내놓았고, 나중에 10퍼센트를 동원하라는 명령에는 40개 상급종합병원의 절반만 응했다.

코로나19 환자들을 담당한 의사들과 간호사 등의 보건의료인들에게 살인적인 노동강도가 강요되었는데, 이는 동시에 환자들에게 적절하고 충분한 치료가 제공되지 못한다는 것을 의미하기도 한다. 중세 시대에는 역병이 번지면 의사들이 가장 먼저 도망갔다고 한다. 우리나라 의료제도가 중세시대 의료제도는 아니더라도 글로벌 스탠다드로부터 얼마나 벗어나 있던 것인지에 대해서는 K-방역에 취하는 것과 별도로 진지한 반성이 있어야만 한다. 과연 K-의료는 팬데믹 시기, 정말 사람을 위한 의료제도로 기능했는가 말이다. 역자들은 한국의료가 민간의료 공급 중심 체계인 것과 정부가 민간의료를 통제할 수 없는 무능이야말로 팬데믹 대응에 있어 가장 큰 '위기의 근원'이라고 판단한다.

그러나 항바이러스제와 백신, 공공병원의 헌신적 역할 과도-수행(over-accomplishment), 예산 살포를 통한 민간병원 병상의 동원조차 오미크론의 발생 이후 완화된 K-방역 체계 문제를 피해갈 수는 없었다.

3. 오미크론 시기의 K-방역 완화와 그 결과

앞에서 언급한 여러 가지 문제들을 예외로 하고, 사망률 등의 추이로만 본다면 오미크론 등장 시기 전까지 한국은 방역을 잘한 나라에 속했던 것이 분명하다.

한국은 2023년에 대통령 선거가 진행되었다. 이 시기는 델타 변이종과 2022년 겨울부터 시작한 오미크론 변이종이 코로나19의 주된 변종으로 전지구적 피크를 이루던 시기였다. 팬데믹 대응에 있어, 감염병 발생 증가 시기에는 방역을 강화하고 감소 시기에는 방역을 완화하는 것이 기본이다.

방역을 강화하는 것은 사회적 거리두기를 강화하기에 경제적으로는 당장의 소비 부진 등이 있어 정부 입장에서 인기 있는 정책은 아닐 수 있다. 그러나 중국처럼 매우 가혹한(draconian) 방역 방식이 아니어도 대부분의 국가들은 팬데믹을 겪으며 전반적으로 생명권을 우선하는 방역을 유지했다. 가장 미온적인 방역 정책으로 유명했던 영국이나 미국, 브라질조차 오미크론 유행기에는 방역 대응 수준을 높였다. 엄격한 방역을 유지했던 뉴질랜드, 일본, 오스트레일리아, 싱가포르는 말할 것도 없다. 그러나 한국은 오미크론 대유행기에 방역 수준을 낮추었다. 이른바 '제로코로나'에서 '위드코로나'로의 전환이었다.

문재인 정부는 이런 전환이 예방접종을 충분히 했고 오미크론의 치명률 등의 위험성을 고려한 완화전략이라고 주장했다. 그러나 대부분의 전문가들은 방역 완화를 반대했다. 방역이 완화되자 확산과 더불어 사망자가 급증하기 시작했다. 병원 입원환자 사망률뿐만 아니라 재가 환자들과 특히 요양원, 요양병원에서 급격하게 사망자가 증가했다. 2022~2023년 겨울의 초과사망은 4만 명에 이르렀다. 이 중 대다수가 코로나19 합병증으로 인한 사망일 것이라 추정된다. 고령자와 건강 취약자들이 코로나19에 위험하다는 사실이 이미 널리 알려진 상태에서 결정된 방역 완화가 누구를 죽이는 결과로 이어졌는가를 잘 보여주는 결과다.

선거를 앞두고, 오미크론 시기 '위드코로나'로의 전환은 '정치적' 방역 완화 결정이었다. 코로나 유행 시기에 재정지원 부족으로 경제적 타격이 컸던 자영업자들이 방역 정책에 대한 반발이 심각했다.* 대자본들도 오프라인에서 온라인으로 이윤 창출 경로를 변화시키고 경제적 피해보상을 거의 독식하다시피 했지만 엄격한 방역 유지에 대한 반발은 컸다.

엄격한 방역과 더불어 병행되었어야 할 사회적 약자에 대한 보호, 사회보장의 강화가 지연되면서 강력한 방역은 정치적 쟁점이 되었고, 일부 유권자들의 반발은 거꾸로 방역 완화에 대한 정치적 명분으로 작동했다. 결국 대통령 선거라는 정치적 필요에 맞추어 방역 조치는 완화되었다. 그러나 이러한 결정이 바로 감염이 확산되는 오미크론 급증기였다는 점, 정부의 방역 완화 조치는 국민을 '죽게 내버려 두는' 정책이 된 셈이었다. 이 시기 오미크론으로 인한 한국의 초과사망은 세계에서 가장 높은 수준을 보인다. 방역 선진국에서 추락이 이뤄진 시점이다.

4. 이 책의 의의 : 코로나19와 조류독감

코로나19 유행을 정리하면서 정부와 학계에서는 많은 분석과 자료들을 생성해 냈다. 언론 보도도 쏟아졌는데 주로 개별 사례 소개나 전문가의 개별적인 의견을 소개하는 내용이었다. 각 지자체와 기관에서도 수없이 많은 백

* 특히 유권자 중 비중이 큰 자영업자들은 다른 나라와 비교했을 때 경제적 피해보상이 너무 적어 일방적 피해라고 불러도 전혀 이상할 일이 없는 상태였다. 일본의 경우 소상공업자에 대한 지원은 소득이 30~50% 하락했을 경우 임대료의 3분의 2를 월 75만 엔까지 6개월간 보상했으며 소득은 월 10만 엔을 12개월간 보상했다.

서들을 만들어냈는데, 수치의 단순 나열이거나 일별 기록 그리고 단체장들의 사진으로 대부분의 지면을 채우고 있다. 코로나19 유행 당시에 사회적 갈등과 논쟁이 되었던 보다 근본적인 문제들에 대한 논의의 결과물은 찾아보기 어렵다. 또 다시 팬데믹이 온다면, 질병 통제를 위한 사회적 거리두기와 경제활동은 어느 선에서 균형을 잡아야 할까? 개인의 사생활을 현미경으로 들여다보듯 하는 역학조사는 어느 정도까지 용인되어야 할까? 자택 격리중인 환자/접촉자의 의식주는 어떻게 지원해야 할까?

또 팬데믹에 대비하기 위해 현재 10퍼센트가 채 되지 않는 공공병원 병상을 늘리는 것과 팬데믹이 닥칠 때 일시적으로 거액을 지급하며 민간병원 병상을 감염병 병상으로 전환하도록 유인하는 것 중 어느 것이 더 합리적이고 효과적인가? 코로나19 기간 동안 민간병원에 쏟아부은 3조 원 가량의 재정을 평상시 공공병원 강화에 썼더라면 매년 공공병원 10~20개의 신설과 증축이 가능하지 않았을까?

환자와 접촉자를 공권력으로 격리하고 치료하는 과정에서 인권침해를 최소화하기 위한 원칙이 반영된 실무 지침은 어떻게 마련할 것인가? 백신과 치료제, 등 자원을 투명하고 신속하게 마련하고 배분하는 체계는 어떻게 마련할 것인가?

질문의 목록은 이 밖에도 많을 것이고, 질문의 특성상 정답이 하나만 있는 것이 아니며, 논의는 단시간에 정리되지 않을 것이다. 그렇다고 코로나19 유행이 우리에게 배움과 개선의 기회가 되지 못하고 그냥 잊고만 싶은 무의미한 고통의 기억으로 흘러가게 두는 것이 바람직할까?

이 책은 주로 조류독감 바이러스에 관한 이야기를 다루고 있지만, 바이러스의 진화와 변이에 제한돼 있지 않다. 도리어 그런 바이러스의 진화와 변이가 일어나는 환경이 인간에 의해서 어떻게 만들어지고 증폭되었는지를 서술하고 있다. 또한 글로벌한 정치경제 체계와 기업의 생산 체계의 변화가 어떤 고병원성바이러스를 만들어내고 있는지, 그러한 고병원성 바이러스가 특정 지역을 넘어 다시 국제적으로 확산하며 그 과정에서 어떤 고통과 혼란을 가져오는지를 그려내고 있다.

또한 이 책은 동일한 감염병 유행을 맞이하는 여러 나라 가운데 어느 나라가, 어느 계층의 사람들이 특히 더 감염에 취약해서 희생되는지도 적나라하게 지적하고 있다. 책의 저자인 마이크 데이비스는 이미 여러 다른 저작을 통해서 자본주의적 생산 체계가 자본 축적을 위한 방식으로 유지되는 한, 인류의 생존이 다차원적인 위기에 직면하게 될 것임을 예리하게 분석한 바 있다. 이 책에서도 계속 발생할 대유행에 대한 대비에 소홀한 각국 정부들, 특히 저자가 살고 있는 미국 정부의 팬데믹 대비 상황에 관해 날카롭게 비판하고 있다.

저자가 책에서 자세히 분석하고 있듯이 조류인플루엔자 바이러스는 종간 감염의 장벽을 넘고 인간 대 인간으로의 감염 능력까지도 획득할 가능성이 점차 커지고 있다. 여러 언론에서 보도되고 있는 것처럼 조류독감(H5N1)은 이미 포유류로 광범위하게 번지고 있다. 북극곰, 바다사자 등 야생동물뿐만 아니라 미국의 젖소와 스코틀랜드의 양에서까지 조류독감이 발병했다. 가축류의 집단감염은 야생 포유류의 감염과는 다른 의미를 가지는데, 가금류가 조류독감에 걸리면 이 가금류와 같이 키우는 포유류로 감염이 전파됨을 뜻하기 때문이다.

조류독감이 인간에게로 감염을 일으킨 사례도 최근 급격히 늘어났다. 미국 CDC 보고에 의하면 2022년에는 미국 조류독감 인간 감염자 1명이 처음 진단되었는데, 2024년부터 올해 2025년 1월까지 미국에서 조류독감 감염자가 66명에 달했고, 그중 한 명이 사망해서 미국 최초의 조류독감 사망자로 기록되었다. 감염자의 절반은 젖소를 키우는 노동자였다. 올해에는 멕시코에서 3개월 된 영아가 조류독감으로 사망했다. 많은 전문가들이 다음 팬데믹 1순위로 조류독감을 지목하는 것이 전혀 이상한 일이 아닌 것이다.

이 책이 현 시점에 한국에서 코로나19 팬데믹과 관련해서 마무리해야 할 사회적 논의를 잊지 않게 하면서, 조류인플루엔자의 인간 감염, 나아가 사람 사이의 감염력을 획득하는 상황에 대한 논의와 실질적인 대비를 지속하도록 하는 나침판의 역할을 했으면 한다.

5. 감사의 글

마지막으로 이 책을 발간하도록 애써 준 연구공동체 건강과대안에 감사 인사를 전한다. 건강과대안은 오래된 번역 출간된 저자의 책이 절판된 것을 안타까워하고, 코로나19 보론이 추가된 저자의 책 출간을 기획했다. 번역 책임을 맡고 얼마 되지 않아 투병을 해야 하는 상황이 된 역자를 대신해 사실상 거의 모든 마무리를 동료 김주연이 도맡아야 했다. 좋은 책을 번역하는 일을 환자를 치료하는 일 못지않게 책임을 가지고 임하려 하는 김주연 선생이 없었다면 책의 마무리가 불가능했을지도 모른다. 꼼꼼하게 번역어 등을 정리해주고 마무리를 해준 또 다른 역자인 김주연 선생의 노력에 감사드린다. 역자들의 여러 사정으로 늦춰지는 출간을 기다려주고, 번역 탈고에 함께 해준 변혜진 선생님에게는 특별히 고마움을 전하고 싶다. 꾸준히 좋은 책 번역 활동의 바탕이 되고 있는 건강과대안 운영진의 활동에 변치 않는 지지를 보낸다. 원래 예정보다 늦은 번역 원고를 보다 가독성 있게 만들고자 애써 준 한울엠플러스 조수임 팀장에게도 감사의 마음을 전한다.

마이크 데이비스는 오래 전 자신의 책에서 자연재해와 재난이 전혀 "자연적"이지 않다는 사실을 19세기 기근과 빈곤의 역사를 통해 보여준 바 있다. 제국주의와 식민주의에 대한 이해 없이는 세계의 빈곤을 이해할 수 없다. 그의 말대로 지금 우리가 처한 기후위기, 감염병, 불평등, 극단주의 역시 역사적이고 정치경제적인 맥락을 지니고 있다.

마이크 데이비스는 현실주의를 넘어 '불가능한' 해결책을 찾기 위해 애쓰라고 조언한다. 모든 재난들이 더 열악한 조건에 놓인 사람들을 먼저 희생자로 만든다는 것을 알고 있다면, 이를 극복하기 위한 실천은 불가능한 것을 불가피하게 요구하고 싸우는 과정이어야 한다. 그렇지 않다면, 그의 지적처럼 우리 스스로가 인류를 선별하는 작업에 사실상 공모하는 것이나 마찬가지일지도 모른다. 저자는 재앙은 모든 혁명의 가능성을 품고 있다고 생각했다. 그래서 그는 "우리가 계속 살아가는 에너지의 가장 밑바탕에 있는 것은 서로에 대한 사랑, 복종에 대한 반발, 남이 정한 결론에 대한 거부다. 그것이 평범한 사람들의 도리다. 서로 사랑하라. 서로를 방어하라, 투쟁하라"고 했다. 이 책이 '진화 자체가 새로운 궤도로 내몰리게 된' 인류 미래에 관한 '현실주의자'의 꿈을 넘어선 대안들의 등장에 기여하기를 기대한다.

2025. 6. 10

옮긴이를 대표하여

우석균

지은이

마이크 데이비스(Mike Davis)

『City of Quartz(석영의 도시)』, 『Buda's Wagon(부처의 수레)』, 『Ecology of Fear(공포의 생태학)』, 『Planet of Slums(슬럼의 행성, 존 위너)』(Jon Wiener와 공저), 그리고 『Set the Night on Fire(밤을 불지르다)』 등의 저자이다. 맥아더 펠로우십(MacArthur Fellowship)과 래넌 문학상(Lannan Literary Award)을 수상했다. 사회주의 환경운동가로 활동하던 그는 2022년에 향년 76세로 사망했다.

옮긴이

우석균

가정의학과 전문의. 연구공동체 건강과대안 운영위원. 공중보건학과 정치경제학을 공부했고 인도주의실천의사협의회 공동대표를 역임했다. 사스, 신종플루, 메르스, 코로나19 등 팬데믹과 자본주의 방식의 공장식 축산업의 위험을 알리는 활동을 해왔고, 코로나19 팬데믹 기간 동안 공공의료 강화와 감염병 대응 체계 구축에 대한 강조, 기업주들의 감염병예방 의무화 등을 주장하는 활동을 이어왔다. 『코로나19, 자본주의 모순이 낳은 재난』, 『포스트 코로나 사회』 등을 공저했다. 최근에는 건강과대안에서 모든 이들의 건강권을 위한 의료공공성 강화를 위한 활동을 이어가고 있다.

김주연

가정의학과 전문의, 연구공동체 건강과대안 운영위원, 인도주의실천의사협의회 회원이다. 건강권, 의약품접근권에 관심을 가지고 『권력의 병리학』, 『대학주식회사』, 『또 다른 사회는 가능하다』, 『NGO를 위한 건강권 매뉴얼』, 『자본주의의 병적 징후들』, 『보건의료 빅데이터로 영리를 추구하는 기업들』을 번역/공역했다. 최근에는 전문가의 사회적 책임, 그리고 의료 부문의 시장 실패를 극복하기 위한 의료체계에 관심을 가지고 있다.

한울아카데미 2593
괴물의 등장: 코로나19, 조류독감, 자본주의의 전염병

지은이 마이크 데이비스
옮긴이 우석균·김주연
펴낸이 김종수
펴낸곳 한울엠플러스(주)
편집책임 조수임

초판 1쇄 인쇄 2025년 7월 30일
초판 1쇄 발행 2025년 8월 28일

주소 10881 경기도 파주시 광인사길 153 한울시소빌딩 3층
전화 031-955-0655
팩스 031-955-0656
홈페이지 www.hanulmplus.kr
등록번호 제406-2015-000143호

Printed in Korea.
ISBN 978-89-460-7593-1 93330(양장)

※ 책값은 겉표지에 표시되어 있습니다.